Zumos para su salud

Cherie Calbom y Maureen Keane

Zumos para su salud

Cómo prevenir y curar las enfermedades más comunes con zumos de frutas y verduras frescas

Círculo de Lectores

Prólogo

La mayoría de los organismos sanitarios de todo el mundo comparten el mismo punto de vista: es necesario comer más frutas y verduras frescas. El problema es que la gente no sigue este consejo.

Hoy en día se sabe que las verduras de piel color naranja o rojo tienen un alto nivel de caroteno, una sustancia que al parecer posee propiedades anticancerígenas; que los cítricos contienen vitamina C y bioflavonoides, importantes nutrientes que refuerzan el sistema inmunológico, y que las verduras de hojas color verde oscuro son ricas en ácido fólico, un complejo de vitaminas B necesario para el correcto mantenimiento de los glóbulos rojos y del sistema nervioso. Por desgracia, la gente no suele comer las cuatro o cinco raciones de estas frutas y verduras que recomiendan los organismos sanitarios, los profesionales de la medicina y la nutrición y los reformadores de la salud. Sólo si se consumen estos importantes alimentos es posible obtener beneficios para la salud.

En *Zumos para su salud*, Cherie Calbom y Maureen Keane presentan la ingestión de zumos como una manera fácil, cómoda y divertida de incluir en la dieta una gran variedad de bebidas muy nutritivas y llenas de sabor, de modo que incluso aquellos que creen detestar las frutas y las verduras tengan acceso a una buena nutrición. Para empezar, las autoras explican el papel que desempeñan los zumos en una dieta equilibrada. A continuación informan sobre las propiedades preventivas y terapéuticas de determinados zumos. Y, por último, incluyen una gran cantidad de recetas, con las que demuestran la existencia de muchas formas de obtener de las frutas y verduras beneficios para nuestra salud. A lo largo del libro se subraya el valor de los productos frescos y de las dietas basadas en alimentos no refinados. Este planteamiento coincide con el que en la actualidad propugna la ciencia de la nutrición, que indica que cuanto menos se elaboren los alimentos, más nutrientes activos conservan.

En mi opinión, las recetas y sugerencias sobre zumos que este libro ofrece son de gran utilidad, y estoy seguro de que *Zumos para su salud* abrirá una puerta hacia la mejor nutrición para todos.

JEFFREY BLAND
Bioquímico nutricionista
Autor de
Your Health Under Siege: Using Nutrition to Fight Back

Introducción

Escribir sobre nutrición y zumos me apasiona. Estoy convencida de que las modificaciones de dieta –y en especial el consumo de grandes cantidades de zumos de frutas y verduras frescas– han salvado mi vida. De ahí mi interés por el tema.

No recuerdo haber estado nunca realmente sana y con energía, ni siquiera de niña. De hecho, según mi abuela, casi siempre estaba enferma, y tengo la certeza de que mis problemas comenzaron antes de nacer. Mi abuela decía que mi madre había estado enferma toda su vida: murió de cáncer cuando yo tenía seis años. Durante mi infancia cogía todos los resfriados imaginables; faltaba a menudo a la escuela y siempre debía tener cuidado con lo que hacía para no enfermar. Recuerdo que en una ocasión, cuando tenía doce años, fui de excursión con una amiga y me sentí al borde del desmayo porque me faltaba el aliento.

Lo sorprendente es que ningún médico llegó a descubrir la razón de que estuviese tan cansada y de que enfermara con tanta frecuencia. En cierta ocasión un doctor pensó que era alérgica a la leche, y cuando dejé de tomar productos lácteos experimenté una mejoría. Pero ésa fue toda la ayuda médica que recibí. Ningún profesional de la salud preguntó jamás a mi abuela en qué consistía mi alimentación. Y lo que yo comía podría haber matado a un gorila fuerte y sano. Que yo recuerde, en invierno nunca comía verduras. Durante el verano la huerta de mi abuela estaba repleta de hortalizas frescas, que me gustaban; aquélla era la única luz en el oscuro túnel de mi dieta. El resto del tiempo vivía de chocolatinas, patatas fritas, bollos, pan blanco casero, pasteles y puré de patata. Me gustaban las patatas, pero detestaba el resto de las hortalizas, que mi abuela jamás me obligó a comer. Además, casi nunca preparaba ningún tipo de proteínas animales, excepto huevos. Así que mi dieta se complementaba con comida basura.

A los catorce años me trasladé a casa de mis tíos, con los que viví desde el comienzo de la escuela secundaria hasta el primer año de universidad. Allí mejoró mi alimentación, y también mi salud, pero mi peso aumentó. En aquella época era realmente adicta a los dulces, de los que abusaba, y además ingería abundantes cantidades de otros alimentos. Llegó un momento en el que no pude soportar mis kilos de más, de manera que comencé un programa de ayuno. Renuncié a las comidas, pero comía galletas de vez en cuando. Perdí peso, y seis meses más tarde estuve a punto de morir de neumonía.

Al final de mi adolescencia descubrí las excelencias de los comprimidos de vitaminas y minerales y experimenté un aumento de energía. Sin embargo, continuaba comiendo grandes cantidades de dulces y rechazaba la mayoría de las verduras. Entre los veinte y los treinta años crucé con frecuencia la línea que separa la enfermedad y la salud. Mi dieta había mejorado un poco, al igual que mis energías, pero seguía tomando alimentos inadecuados y los resfriados y los virus persistían. Por las mañanas estaba tan cansada que me costaba un gran esfuerzo levantarme de la cama, y a veces me encontraba tan fatigada que me sentía incapaz de llegar al fin de la jornada laboral.

La situación empeoró alrededor de los treinta. Había desarrollado todo un síndrome de fatiga crónica que me hacía sentir como si tuviera gripe la mayor parte del tiempo. Mi antiguo dolor en la parte inferior de la espalda se agudizó. Me diagnosticaron hipoglucemia, y más tarde candidiasis (infección sistémica producida por hongos). Y para colmo parecía tener síntomas premenstruales treinta días al mes. Finalmente acudí a un médico holista para realizar una prueba de alergia, y salí de allí con una lista de alergias a determinados alimentos más larga que la de la compra.

Me encontraba tan enferma y fatigada que por último decidí dejar el trabajo. Era consciente de que debía hacer algo enseguida, ya que necesitaba volver a trabajar. Por otro lado, me sentía tan mal y tan cansada de encontrarme en esas condiciones que estaba preparada para intentar cualquier tratamiento nuevo. De modo que comencé a hojear los libros de las tiendas de nutrición y compré algunos que trataban de la relación entre dieta y salud. Más tarde leí el libro del doctor Norman Walker sobre los zumos de frutas y verduras frescas.

Sin nada que perder, excepto una mala salud, compré una licuadora, cubrí los muebles y me trasladé a la casa de mi familia para pasar el verano. Primero seguí una dieta a base de zumos de verduras y algunos de frutas y no ingerí ningún alimento sólido. Además, de acuerdo con las instrucciones de depuración, me hice un enema diario para facilitar la eliminación de toxinas.

A lo largo de ese verano seguí una dieta de desintoxicación, junto con ayunos periódicos durante los que sólo tomé zumos. Hacia septiembre, los síntomas habían desaparecido casi del todo y no había ni rastro del dolor de espalda, de fatiga o de síntomas premenstruales. Por otra parte, muchas de las alergias a los alimentos también se esfumaron. Me sentía como una persona nueva. Tuve que seguir un tratamiento anticándida para eliminar la infección, que al fin también desapareció. Estoy segura de que esos cambios de dieta me salvaron la vida.

Hoy en día se habla mucho de la transmisión genética de las enfermedades. No obstante, en mi investigación sobre el cáncer descubrí que sólo un 2 % de los casos son atribuibles a factores genéticos, mientras que un 35 % de ellos está relacionado con la dieta, según los datos del Instituto Nacional del Cáncer. Lo que yo había heredado de mi madre era el modelo de dieta: su pasión por los dulces y su aversión por las verduras y los cereales integrales.

Muchas veces me pregunto qué habría sido de mí de no haber cambiado la dieta. Nunca lo sabré, pero creo que habría seguido los pasos de mi madre, y en ese caso ahora mismo tendría cáncer y me quedarían seis meses de vida. Sin embargo, a mis cuarenta y tres años, me siento mejor que nunca, y con más energías que a los doce. De hecho, es impensable que ahora me agote si voy de excursión; ni siquiera me quedo sin aliento tras hora y media de ejercicios de aerobic. En los últimos dos años he tenido energías suficientes para obtener el título de Master en Nutrición, trabajar a tiempo parcial en un centro médico y escribir dos libros. Pero eso no es todo lo que ha cambiado. Ahora no necesito seguir dietas para adelgazar, ya que mi peso en raras ocasiones experimenta fluctuaciones de más de dos kilos. En cuanto a mi edad, la gente suele pensar que tengo unos treinta y tantos. Y lo mejor de todo: me siento feliz de estar viva.

¿Por qué zumos?

Los zumos de frutas y verduras frescas constituyen la fuente más rica en vitaminas, minerales y enzimas que existe. Por lo común, es imposible ingerir en un día suficientes frutas y verduras crudas para nutrir el cuerpo de forma correcta. Es muy probable que así haya sido siempre, pero sucede de modo especial hoy en día, ya que necesitamos nutrientes complementarios para ayudar al cuerpo a eliminar una gran cantidad de toxinas ambientales. La mayor parte de los días, a cualquier persona le puede resultar difícil encontrar tiempo para comer dos kilos de zanahorias, pero no para beber la cantidad equivalente en un zumo delicioso y rico en elementos nutritivos. Por esa razón los zumos constituyen un complemento importante si se lleva un ritmo de vida trepidante.

Los zumos permiten que el cuerpo asimile fácilmente los muchos y valiosos nutrientes que se encuentran en los alimentos. Las enzimas son catalizadores orgánicos que incrementan la velocidad con la que el organismo transforma y absorbe los alimentos. Presentes en las plantas comestibles, como las frutas y las verduras, las enzimas se destruyen con la cocción. Por eso los productos frescos y crudos deberían constituir al menos la mitad de la dieta de una persona. La rápida y fácil digestión de esos alimentos, posible gracias a las enzimas, proporciona más energía y salud.

Jay Kordich, el hombre de los zumos, es famoso por su frase: «Toda la vida existente sobre la tierra emana del verde de las plantas». La naturaleza nos da vida a través de las frutas y verduras crudas. El difunto doctor Max Bircher-Benner, fundador de la famosa clínica Bircher-Benner, afirmaba que no existe en la tierra nada más terapéutico que los zumos vegetales. Los zumos ofrecen una concentración de factores nutritivos envasada en la mejor de las proporciones, de modo que podemos beneficiarnos del efecto sinérgico de todos los nutrientes, que trabajan en colaboración para nutrir el cuerpo y mejorar la salud. De hecho, una vez que se comienza a tomar zumos de forma regular, no se necesitan complementos de vitaminas y minerales. Yo incluso denomino estas bebidas «cócteles de vitaminas y minerales».

Zumos para su salud ha sido concebido como una ayuda para que los lectores consigan el mayor nivel de salud posible. En la primera parte se habla de los nutrientes que integran una dieta realmente sana. En la segunda se examina una serie de trastornos frecuentes, que van desde el acné hasta la retención de líquidos, y se explica cada uno de ellos, a la vez que se ofrecen sugerencias de dietas, se detalla lo más beneficioso para cada problema y se enumeran los zumos que pueden servir de ayuda durante el proceso de curación. Por último, la tercera parte hace referencia a algunas dietas especiales que ayudan a perder peso, identificar las alergias a los alimentos, eliminar las toxinas del organismo y tratar otro tipo de problemas.

Enfermedad o salud: es usted quien debe elegir. El estado físico que tenga mañana comienza con lo que haga por su cuerpo hoy. De usted depende. Mi consejo es que se decida por la salud y la vitalidad. Tome alimentos ricos en fibra: ensaladas de frutas y verduras, cereales integrales y legumbres, como judías, lentejas o guisantes secos. Beba de dos a cuatro vasos diarios de zumos frescos. Reduzca el consumo de productos animales y disminuya la ingesta de dulces, de alimentos refinados y de comidas basura; aún mejor, elimínelos. Y sobre todo no abandone una alimentación sana aunque no consiga resultados inmediatos. Hágame caso: se sentirá más sano y con más energía y una mayor resistencia ante cualquier enfermedad cuando comience a tomar zumos para su salud.

CHERIE CALBOM
«La mujer de los zumos»
Nutricionista

PRIMERA PARTE

Principios básicos

Los nutrientes

Nuestras abuelas solían darnos un excelente consejo en cuanto a nutrición: come las verduras. A lo largo de los años, esa simple sugerencia ha sido sustituida por una serie de complicadas recomendaciones, de modo que mucha gente, en lugar de conseguir información, acaba aún más confundida.

Elegir una dieta sana es muy parecido a armar un rompecabezas. Al principio es un embrollo, pero a medida que se colocan las piezas en su sitio comienza a aparecer el cuadro. El propósito de este libro es ayudarle a crear su propio cuadro de salud. Escoja en la tercera parte una dieta que se ajuste a su problema particular. Obtendrá un programa de zumos personalizado que potenciará la capacidad de recuperación de su cuerpo.

Hidratos de carbono

La pieza más importante del puzzle de la nutrición corresponde a los hidratos de carbono. Estos macronutrientes son las sustancias que más abundan sobre la tierra, y forman parte de la hierba que pisamos y de los árboles que se elevan hacia el cielo. Deberían constituir una pieza clave de nuestra alimentación. Nacen de la combinación del anhídrido carbónico y del agua en presencia de la luz del sol y la clorofila (el pigmento que da el color verde a las plantas). Los enlaces químicos de los hidratos de carbono se forman con la energía del sol, energía que se libera cuando el cuerpo humano quema las plantas que utiliza como combustible.

Existen tres tipos de hidratos de carbono:

1. Los hidratos de carbono simples, o azúcares, suelen ser

los preferidos por mucha gente. Si un alimento tiene un sabor dulce se debe a que contiene azúcares simples, cuyas moléculas, de rápida absorción, constituyen una fuente de energía inmediata para el organismo. Las frutas y algunas verduras son una buena fuente de hidratos de carbono simples. Estos alimentos contienen en las proporciones adecuadas, muchos azúcares diferentes, que incluyen glucosa, fructosa, sacarosa y sorbitol. Los productos muy dulces, como las chocolatinas y los refrescos, contienen azúcar simple refinado. La variedad, incluso en el consumo de azúcar, es aconsejable. Evite los productos elaborados con azúcar refinado y satisfaga sus ansias de golosinas con aquellos que contienen azúcares no refinados además de otros nutrientes.

2. Los hidratos de carbono complejos, o almidones, constituyen la mejor fuente de energía para su cuerpo. También se denominan polisacáridos (muchos azúcares) porque están compuestos por una cadena de azúcares simples, que el cuerpo transforma lentamente en azúcar. Esta liberación gradual de azúcar permite que el nivel de glucosa en la sangre permanezca constante, dato que debe tener en cuenta si usted es diabético o sufre hipoglucemia. Los almidones son la mejor fuente de energía de su cuerpo. Los hidratos de carbono complejos se encuentran en los productos elaborados con cereales enteros, como el pan, el arroz y la pasta integrales, así como en los tubérculos, por ejemplo las patatas y las batatas.

3. La fibra es la estrella del mundo de la nutrición. Su importancia para el aparato digestivo ha sido objeto de numerosos artículos en revistas de gran difusión y en publicaciones especializadas. La fibra es un tipo de polisacárido que resiste el ataque de las enzimas y los ácidos del organismo. La fibra soluble forma una sustancia gelatinosa en el aparato digestivo a la que se fija el colesterol, lo que impide que vuelva a ser absorbido. La fibra no soluble se denomina a veces la escoba de la naturaleza: reduce el tiempo de tránsito en el intestino, al que, así, mantiene limpio. La fibra se encuentra en las frutas, las verduras, los cereales integrales y las legumbres.

Aunque todos los tipos de hidratos de carbono son importantes, es preferible consumir la mayoría de ellos en forma de polisacáridos. Si tiene algún problema para metabolizar los azúcares –es decir, si padece diabetes, candidiasis o hipoglucemia– es mejor que los evite.

Grasas o lípidos

La siguiente pieza más importante del puzzle corresponde a las grasas o lípidos. Cuando los animales consumen más energía de la que pueden utilizar, el excedente es almacenado como grasa. La grasa es una fuente de energía muy concentrada: un gramo de azúcar contiene 4 calorías, y un gramo de grasa, 9 calorías, más del doble que el azúcar. Se suele pensar que las grasas son las «enemigas» del mundo de la nutrición, y se les echa la culpa de todo, desde el acné hasta las úlceras. Pero no todas las grasas son iguales. Las auténticas «enemigas» son las grasas saturadas. Una dieta alta en grasas saturadas puede incrementar el riesgo de desarrollar enfermedades cardíacas y cáncer. Las «grasas buenas» son las vegetales, como los aceites de oliva y de cártamo. Estos aceites ayudan a reducir el riesgo de padecer trastornos cardíacos. Pero los verdaderos protagonistas de la historia son los ácidos grasos omega-3, el tipo de aceite que se encuentra en los pescados grasos de aguas frías, como la caballa, el arenque y el salmón. El consumo de ácidos grasos omega-3 disminuye el riesgo de sufrir ataques al corazón, porque gracias a ellos las plaquetas de la sangre se adhieren menos. También pueden reducir las inflamaciones causadas por enfermedades autoinmunes como la artritis reumática. No obstante, todas las grasas tienen algo en común: engordan si se consumen en exceso.

Proteínas

Al añadir las proteínas, nuestro puzzle de nutrición comienza a tomar forma. El término proteína proviene de la palabra griega *protos*, que significa primero. Después del agua, las proteínas son las sustancias que más abundan en nuestro organismo, y constituyen una parte esencial de toda célula viva. En los alimentos, las proteínas están normalmente unidas a las grasas, y es el tipo de grasa el que determina lo «sano» que es cada alimento como fuente de proteínas. Las carnes rojas contienen muchas grasas saturadas junto con sus proteínas. El pescado contiene muchos ácidos grasos omega-3. Las judías y las legumbres son una excelente fuente de proteínas con pocas grasas, si se combinan con frutos secos, semillas y cereales.

Minerales

Nuestro puzzle no estaría completo sin los minerales. La palabra mineral significa «elemento en su forma inorgánica simple». En el cuerpo, los minerales se encuentran sobre todo en su forma iónica; los metales forman iones positivos (cationes) y los no metales, iones negativos (aniones). Los minerales pueden fortalecer los tejidos estructurales, como ocurre con el calcio y el magnesio en el caso de los huesos, o el equilibrio electrolítico, en el que intervienen el potasio, el sodio, el cloruro y el calcio. Los principales minerales son: calcio, fósforo, cloruro, magnesio, potasio, azufre y sodio. Los minerales que se necesitan en pequeñas cantidades se denominan microminerales. Esta categoría incluye: arsénico, cromo, cobalto, cobre, fluoruro, níquel, selenio, manganeso, boro y vanadio.

Vitaminas

La parte más pequeña del puzzle corresponde a las vitaminas. Las vitaminas son unas sustancias necesarias para un normal desarrollo y mantenimiento de los tejidos. A pesar de que se necesitan en pequeñas cantidades, la dieta debe proporcionar la mayoría de ellas, porque el cuerpo no puede producirlas. Se suelen dividir en dos grupos: las hidrosolubles y las liposolubles. Las primeras, solubles en agua, incluyen el complejo de vitaminas B y la vitamina C, y las segundas, solubles en grasas, las vitaminas A, D, E y K. El organismo es capaz de almacenar las vitaminas solubles en grasas, pero las solubles en agua deben ser repuestas de forma regular. Las frutas y las verduras constituyen la mejor fuente de muchas vitaminas.

Equilibrio

Imagínese por un momento que se le cae la pieza de las «grasas» en un recipiente de agua y que se hincha y aumenta de tamaño. O que el perro muerde la pieza de los «hidratos de carbono», que encoge. Intentemos recomponerlas. No encajan, ¿verdad? La pieza de las grasas empuja a las proteínas y los minerales. La reducida pieza de los hidratos de carbono hace que la de las vitaminas quede suelta. Si quiere que el conjunto de su organismo sea armonioso, deben encajar las piezas que componen su nutrición. Éste es el problema de la dieta típica de los países desarrollados: le falta equilibrio. Todas las piezas son igualmente importantes, pero sólo en las proporciones adecuadas.

La nutrición se radicaliza

Aunque los radicales libres puedan sonar a miembros de un grupo político de los años sesenta, en realidad representan uno de los descubrimientos más interesantes de la nutrición actual. Los radicales libres son pequeñas moléculas que tienen un electrón de más. Se lanzan a través de los tejidos buscando electrones para robar. Estas incursiones causan daños en las membranas de las células y pueden dañar también los códigos de ADN que existen en los núcleos. Cuando un electrón se libera, la molécula que queda se transforma en otro radical libre, que sigue destruyendo las células. Se trata de una reacción en cadena. El daño causado por los radicales libres se asocia a enfermedades cardíacas, cáncer, envejecimiento, problemas inflamatorios, enfermedad de Parkinson, periodontitis y cataratas. La lista continúa aumentando.

¿Cuál es el origen de los radicales libres? Algunos son producidos por la contaminación del aire, los rayos ultravioleta, el humo del tabaco, ciertos medicamentos, e incluso algunas funciones corporales normales. Ya que estos «salvajes» nos tienen literalmente rodeados, ¿qué podemos hacer para protegernos de ellos? Muy fácil. La madre naturaleza nos ha dotado de un grupo de sustancias llamadas antioxidantes. Como los chalecos antibalas, los antioxidantes protegen las células rechazando los radicales libres, fijándose a ellos o expulsándolos del cuerpo. Los antioxidantes pueden ser minerales, vitaminas, enzimas o sustancias «anutrientes». Los antioxidantes más conocidos son la vitamina C, la vitamina E, el selenio y el beta-caroteno.

La pieza que falta: anutrientes

Hidratos de carbono, grasas, proteínas, vitaminas y minerales: nuestro puzzle de nutrición parece estar completo. Pero falta algo: las piezas no acaban de encajar del todo. Si movemos la estructura, quedan sueltas. ¿Qué se nos ha perdido? Los investigadores se han planteado esta pregunta durante mucho tiempo y por fin se están acercando a la respuesta. Hace poco algunos especialistas propusieron el nombre de «anutrientes» para denominar esas sustancias que protegen el cuerpo del entorno. No presentan síntomas de deficiencia conocidos y rara vez producen efectos tóxicos. Los anutrientes se encuentran en las frutas, las verduras y los cereales. Algunos son pigmentos, como el caroteno (amarillo-rojo), la clorofila (verde), la antocianina (rojo-azul), la proantocianidina (incoloro) y los flavonoides (incoloro o amarillo). Los compuestos de azufre, que dan a la familia de las coles su característico olor, también son anutrientes. La lista crece cada año. Puede llevarnos decenios identificar todos los anutrientes y mucho más descubrir cómo funcionan. Pero no espere a que se complete la clasificación para empezar a beneficiarse de las ventajas que le ofrecen. Las piezas de su puzzle pueden comenzar a aflojarse. Comience hoy. Siga el consejo de su abuela: coma (y beba) verduras.

Los beneficios de los zumos

Según datos de diversos organismos sanitarios, en los países desarrollados no se comen suficientes frutas y verduras frescas para prevenir enfermedades. Y sin embargo éstos son los alimentos que tienen poderosos efectos protectores para el cuerpo. De estos componentes se ha hablado ya en el capítulo anterior. Ahora la pregunta que hay que contestar es: ¿cuánto deberíamos comer?

Coma frutas y verduras

Muchos profesionales de la salud dicen que deberíamos comer siete raciones de verduras y dos de frutas al día. Otros afirman que necesitamos todavía más, que entre el 50 % y el 75 % de nuestra dieta debería consistir en alimentos crudos, si queremos disfrutar de una salud óptima y disponer de energía abundante. Leslie y Susannah Kenton, autoras del libro *Raw Energy*, afirman que existen «numerosas pruebas de que una dieta que incluya un 75 % de alimentos crudos puede no sólo dar marcha atrás al proceso de degeneración corporal que va unido a enfermedades crónicas, sino además disminuir el ritmo de envejecimiento, proporcionar una energía sin límites e incluso mejorar el estado emocional».

Ann Wigmore, fundadora del Instituto de Salud Hipócrates, es una de las más acérrimas defensoras de la dieta basada en alimentos crudos. A sus ochenta años, con gran vitalidad y un aspecto sano que le hace parecer mucho más joven, enseña a la gente a recuperarse de sus enfermedades y a mantener una excelente salud con «alimentos naturales». Ann sigue una dieta basada en su mayor parte en alimentos crudos y dice que eso fue lo que le ayudó a recuperarse de su enfermedad y su fatiga crónica, además de contribuir al retraso del proceso de envejecimiento. Cuenta que poco tiempo después de comenzar con esa dieta, cuando tenía cincuenta años, sus enfermedades desaparecieron, su energía aumentó, su pelo gris se volvió oscuro y su arrugada piel se estiró como si se hubiera sometido a una operación de cirugía estética. En la actualidad enseña a miles de personas a conseguir ese rejuvenecimiento a través de los alimentos naturales.

El doctor Bircher-Benner afirmaba que cocinar y elaborar los alimentos destruye su energía viva. Decía que la energía más nutritiva es la que se obtiene de las plantas. Éstas reciben su energía del sol durante la fotosíntesis y, al comerlas, esa energía especial pasa a nuestro organismo. Además, las plantas proporcionan al cuerpo la «chispa» de la vida: enzimas, vitaminas y minerales. ¿Sabe de dónde provienen las enzimas, las vitaminas y los minerales? Los minerales son componentes básicos de la corteza terrestre, que las plantas beben del suelo. Las enzimas y las vitaminas se producen en el tejido de las plantas. Cuando consumimos alimentos naturales, regamos los billones de células de nuestro cuerpo con esos nutrientes derivados de las plantas.

Si quiere estar más sano, recuperarse de alguna enfermedad, tener más energía y retrasar el proceso de envejecimiento, coma más verduras y frutas frescas. Y olvídese de la comida basura. Cuando incurra en excesos culinarios, desintoxique su cuerpo con una dieta de depuración. (Véase «Dietas de depuración», p. 349.) Haga de la alimentación sana una forma de vida.

¿Por qué necesitamos zumos?

A no ser que las tres cuartas partes de su dieta actual se compongan de alimentos crudos, le sugerimos que aumente su ingesta de esos productos. Recientes estudios demuestran que, como término medio, en los países desarrollados se consumen entre una y tres ensaladas por semana como mucho. Ésta es la pregunta crucial: ¿Cómo se puede lograr que entre un 50 % y un 75 % de los alimentos de cada comida sean alimentos crudos? Siéntese y haga el plan para un día. Y después para una semana. ¿Puede seguir este régimen basado en alimentos crudos en todas las comidas que realiza al día? Si usted es como los pacientes de una de las autoras de este libro, Cherie Calbom, le resultará imposible. De modo que le decimos lo que Cherie les dice a ellos: debe comprarse una licuadora y utilizarla todos los días. Ésta es la única forma que conocemos de que la gente ocupada pueda consumir todas las frutas y verduras frescas que necesita para conseguir una buena salud.

Hay otra razón para que transforme los alimentos en zumos. Los zumos constituyen uno de los mejores complementos de la dieta que existen hoy en día. Están repletos de nutrientes. Por eso llamamos a nuestras bebidas «cócteles de vitaminas y minerales». Y si cree que no necesita complementos, piénselo de nuevo. La medicina holística afirma: «Incluso si sigue una dieta equilibrada basada en frutas y verduras frescas y enteras, cereales integrales y proteínas sin grasas, puede beneficiarse de los complementos de vitaminas y minerales, aunque no sean "necesarios" para vivir. Esto es así porque ni siquiera la mejor de las dietas basadas en productos naturales contiene una cantidad óptima de nutrientes, en particular de microminerales».

Pero en los países industrializados, la mayoría de la gente sigue una dieta desequilibrada, compuesta básicamente de grandes cantidades de productos animales, como hamburguesas, pollo frito, filetes, pizza y charcutería. También tenemos nuestros tentempiés favoritos, como bollería, galletas, chocolate, patatas fritas, aceitunas y helados. Tomamos cualquier cosa por la mañana, y en el mejor de los casos, tratamos de compensar nuestro apresurado desayuno comiendo al mediodía una sana ensalada. (Pero eso sí, aderezándola con un aliño pesado, rico en grasas.)

A nuestro cuerpo le resulta difícil digerir toda esta comida basura, el exceso de proteínas y las grasas. Por ejemplo, los colorantes y los productos químicos que se utilizan para dar sabor y conservar esos alimentos requieren una gran cantidad de vitaminas y minerales adicionales para que el cuerpo pueda metabolizarlos y desintoxicarlos. La comida rápida es muy escasa en nutrientes, si es que tiene alguno. ¿Y dónde consigue el organismo los nutrientes necesarios para la desintoxicación? De los tejidos del cuerpo, y la mayor parte de esos tejidos tienen pocas reservas. Los productos químicos que no se desintoxican quedan almacenados en el hígado, los huesos, la grasa y otros tejidos.

Por otro lado, cuanta más comida basura se consuma, más posibilidades hay de carencia de algunos nutrientes. Por ejemplo, ¿se ha preguntado alguna vez por qué tanta gente necesita comer dulces? El cromo está directamente relacionado con el metabolismo de los azúcares. Cuanto más azúcar coma, más cromo necesitará, pero es probable que tenga menos de lo que su organismo precisa, ya que el cromo se encuentra sobre todo en las plantas. Entonces aparecen los síntomas de una deficiencia de cromo. Uno de ellos es la compulsión de comer dulces, y de esta manera cuantos más dulces consuma, más necesitará, hasta que un día tenga una adicción al azúcar incontrolable, y quizá también una deficiencia de cromo alarmante.

También la digestión de grasas y proteínas requiere mucho trabajo. Veamos qué pasa con las grasas. En el estómago, las enzimas se mezclan con la grasa para transformarla en elementos más pequeños junto con el agua y los ácidos. La bilis del hígado actúa para emulsionar la mezcla resultante en el intestino delgado. Además, las enzimas fluyen desde el páncreas para emulsionar aún más la grasa. Por último, las moléculas más pequeñas de los ácidos grasos están listas para la absorción. El proceso de digestión de las proteínas es similar. Estos procesos llegan a durar muchas horas. Sin embargo, se estima que los zumos de frutas y verduras frescas, ya separados de la fibra, pueden ser asimilados en veinte o treinta minutos, debido a que son fáciles de digerir y de absorber.

Propiedades terapéuticas de los zumos frescos

Durante siglos, los zumos de frutas y verduras se han utilizado por sus propiedades terapéuticas. Las hermanas Kenton señalan que la costumbre de tomar zumos como terapia se remonta al siglo XIX. En aquella época, hacer zumos suponía prensar los trozos de verdura a través de una tela, un trabajo muy pesado. ¿Por qué se tomaban la molestia de realizarlo si los zumos aportaban lo mismo que las verduras? Parece ser que entonces la gente sabía lo que algunos estamos descubriendo ahora: los seres humanos se recuperan con zumos naturales cuando los demás remedios no funcionan. Esto es lo que el doctor Max Gerson comprobó cuando sometió a sus pacientes de cáncer a una dieta terapéutica de zumos. Su «particular» tratamiento del cáncer se describe con detalle en su libro *A Cancer Therapy: Results of Fifty Cases.* Las cincuenta personas que cita se recuperaron de la enfermedad mediante tratamientos naturales.

Cuando era joven, el político Norman Walker se recuperó de una enfermedad siguiendo una dieta de zumos y alimentos crudos. Llegó a vivir más de cien años con una excelente salud, y practicó lo que enseñaba, que consistía en que después de quitar la fibra de las frutas y las verduras, el zumo que queda se asimila rápidamente y con facilidad. Muchísimas personas se recuperaron con este programa. El doctor Bircher-Benner descubrió el mismo fenómeno mientras trabajaba con muchos de sus pacientes. Llegó a la conclusión de que no había nada más terapéutico sobre la tierra que los zumos de vegetales verdes.

Para entender en qué consiste una terapia de zumos se necesita saber qué son los zumos. ¿Cómo los definiría usted? Nosotras los definimos como agua, sabor, pigmentos, enzimas, vitaminas, minerales y anutrientes. Los zumos son todas estas sustancias, que trabajan juntas para dar a su cuerpo los materiales que brindan salud y energía y protegen de las enfermedades. Pero más allá de lo que podamos definir hay un misterio indefinible, similar al del nacimiento. Se trata del milagro de la energía suministrada por las plantas, que no existe en ningún otro elemento del planeta. Tras muchas investigaciones y análisis, sigue sin ser explicado del todo.

Esto no significa que los zumos sean «pociones mágicas». No lo son. Deberían formar parte de una dieta compuesta por alimentos de buena calidad, enteros y sin sustancias artificiales, como la que recomendamos en la «Dieta básica» (p. 335).

Deberían incluirse en un enfoque general de la salud. Pero lo que sí sabemos es que la terapia de zumos ha permitido que se recuperaran de sus enfermedades miles de personas, muchas de las cuales no tenían ninguna esperanza de vida. Y, con esta terapia, Cherie consiguió lo que ningún otro método había hecho posible: recobró la salud. (Véase su historia en p. 9.)

Cualquiera que sea su trastorno o enfermedad, le recomendamos que realice las modificaciones necesarias en la dieta para mejorar su salud. Consiga una licuadora, si todavía no la tiene, y utilícela todos los días. Haga de los zumos una forma de vida. En la siguiente parte del libro encontrará datos específicos sobre su problema. Y sobre todo, no abandone. Recuperarse lleva algún tiempo. A no ser que efectúe los cambios necesarios, nunca sabrá lo bien que puede llegar a sentirse.

En la dieta típica de los países industrializados falta una gran pieza del puzzle de nutrición. ¿No es ya hora de poner la pieza de las frutas y las verduras en el centro de la mesa, donde le corresponde? Que el resto de los alimentos sirvan de guarnición. Harán que el cuadro quede bien desde cualquier lado. Pero, lo más importante, esa pieza puede ayudarle a encontrar la energía que desea tener, la salud que nunca imaginó y la apariencia física que creía reservada a una minoría de afortunados.

Cuestiones básicas sobre los zumos

Los zumos son la mejor forma que existe para añadir a su dieta las frutas y verduras crudas necesarias que le permitirán disfrutar de una buena salud. Sin embargo, la mayoría de los lectores quizá se acerquen a este mundo por primera vez, y es probable que tengan muchas preguntas sobre los zumos y sobre la nutrición en general. A continuación se ofrecen las respuestas a las preguntas más frecuentes.

Al hacer zumos se elimina la fibra. ¿No necesito fibra en mi dieta?

La fibra es esencial para la salud. Le recomendamos que continúe comiendo alimentos crudos; de hecho, aumente la cantidad. La fibra es muy importante para prevenir el estreñimiento y el cáncer colorrectal. La fibra no se encuentra en los productos animales, los dulces o las patatas fritas, sino en las frutas, las verduras, los cereales integrales y las legumbres. Además de consumir estos alimentos, beba zumos como suplemento para obtener nutrientes adicionales, para hacer acopio de defensas que ayuden a su cuerpo a prevenir enfermedades y para lograr beneficios terapéuticos. Y recuerde, muy poca gente tiene tiempo de comer suficientes frutas y verduras crudas para mantenerse sano y con energía. Los zumos son una manera fácil y rápida de aumentar la ingesta de estos alimentos, y se recomiendan como complemento de una dieta alta en fibra.

¿Por qué no puedo simplemente comprar zumos envasados, enlatados o congelados?

Las frutas y las verduras suelen ser maltratadas antes de introducirlas en una botella o en una lata. Muchas veces, se les añaden productos químicos por una serie de razones. Estos productos pueden destruir los nutrientes, y cuando se usa mucha agua para eliminarlos, los minerales se disuelven. Quedan algunos residuos químicos que el cuerpo debe transformar. Por otro lado, la mayoría de los zumos se someten a altas temperaturas en el proceso de pasteurización, que prolonga la vida del producto. Este proceso mata las enzimas, la «chispa» de la vida. Con frecuencia, se añaden aditivos, como benzoato sódico, ácido benzoico, nitrato sódico, BHA y BHT. Después, los zumos van a los almacenes, donde permanecen durante semanas o meses antes del traslado a los supermercados. Para cuando llegan al consumidor, la mayoría de los nutrientes se han perdido. Sin embargo, cuando usted hace un zumo fresco, tiene la garantía de que su organismo recibirá una gran parte de los nutrientes que se encuentran en las frutas y las verduras crudas.

¿No puedo obtener todos los nutrientes que necesito de los comprimidos de vitaminas y minerales? ¿Por qué necesito combinarlos con zumos frescos?

Los nutrientes de las frutas y las verduras frescas son mucho más eficaces que los que se encuentran en los comprimidos, ya que están unidos a otros nutrientes que «colaboran» con ellos. Se influyen unos a otros de forma sinérgica, es decir, juntos crean reacciones dentro del organismo. Cuando están combinados de forma natural en los alimentos tienen mayor eficacia que cuando aparecen separados en forma de comprimidos. Pero además hay otra razón. De manera continua, se descubren nuevos nutrientes, a los que hay que dar un nombre. Por ejemplo, puede que haya oído hablar del beta-caroteno. Pero ¿y del alfa-caroteno? No hace mucho se ha demostrado que este nutriente protege del cáncer de vulva. Y se encuentra sobre todo en frutas y verduras. ¿Y qué hay del fenol, el indol, los isotiocianatos aromáticos, los terpenos y los compuestos organosulfurados? Estas sustancias de extraños nombres forman parte de la nueva categoría «anutrientes», que, como el alfa-caroteno, protegen del cáncer. Y, una vez más, estos nutrientes se encuentran en frutas, verduras, cereales y otras plantas. Si su catalogación y análisis se está llevando a cabo ahora mismo, pasará algún tiempo antes de que aparezcan en los comprimidos vitamínicos, si es que esto sucede. Sin embargo, los zumos proporcionan no sólo nutrientes conocidos y con funciones bien definidas, sino también nutrientes cuyos resultados aún no han sido descubiertos o reconocidos. Si necesita tomar un complemento específico, hágalo con los zumos que incluyan un alto contenido de ese nutriente.

Algunas personas dicen que las frutas y las verduras no se deben mezclar; otras afirman lo contrario. ¿Resulta seguro mezclarlas?

No existe una base científica que sustente la teoría de la combinación de alimentos, según la cual frutas y verduras, almidones y proteínas, y frutas y proteínas no se deben mezclar. Sin embargo, esta teoría ha surgido en años recientes por una razón. Algunas personas, como las que tienen malas digestiones, alergias múltiples a los alimentos o fatiga intensa, obtienen buenos resultados al seguir estos consejos. Si usted no experimenta síntomas adversos (gases, dolor de estómago o hinchazón) al combinar estos alimentos, deje que el paladar sea su guía y haga las mezclas que más le gusten.

¿Son perjudiciales los alimentos tratados con pesticidas?

La exposición a pesticidas, herbicidas y otros productos tóxicos puede contribuir a que aparezcan determinados síntomas neurológicos, como confusión mental, enfermedades mentales, depresión, dolores de cabeza, hormigueo en las extremidades y reflejos nerviosos anormales. Además, se cree que estas sustancias son las causantes del incremento de los casos de hipertrofia prostática que se ha producido en los últimos decenios. Por otra parte, los índices de cáncer aumentan entre las personas que están expuestas de forma continua a estos productos químicos. Le recomendamos que consuma productos biocultivados, sin ningún tipo de tratamiento químico, siempre que pueda. Si no los encuentra en su zona, pídalos en su establecimiento. Cuando mucha gente los haya pedido, estarán a la venta. Mientras tanto, lave las frutas y las verduras con un jabón biodegradable usando un cepillo para verduras, y limpie bien la parte exterior antes de aclararlas a fondo. Con ello eliminará los restos de productos químicos de la superficie. Pero todo aquello que es sistémico aparecerá en el agua de los productos, algo inevitable si se utilizan tratamientos químicos.

¿Cuánto zumo debo beber? ¿Puedo llegar a beber demasiado?

Nuestro consejo es que se tomen varios vasos de zumo al día, además de las comidas. De dos a cuatro vasos proporcionan un buen número de nutrientes complementarios. Se debe aumentar la cantidad durante los ayunos a base de zumos. Consuma frutas y verduras variadas para aumentar su aporte de nutrientes. También le sugerimos que tome al menos tantos zumos vegetales como de frutas, para que no haya un exceso de azúcar. No conocemos ningún estudio que trate de los efectos negativos que ocasiona beber demasiados zumos, pero siempre es aconsejable utilizar el sentido común.

¿Cuándo puedo comenzar a dar zumos a mi bebé?

Durante los primeros seis meses de vida el mejor de los zumos para un bebé es la leche materna. Al amamantarlo, le proporcionará muchos elementos nutritivos y defensas que no podrá obtener de ningún otro modo. En este período, el sistema digestivo del niño todavía no puede asimilar otros alimentos, incluidos los zumos. Las alergias a los alimentos pueden surgir cuando éstos se introducen demasiado pronto. Sin embargo, entre los seis y los nueve meses, cuando su hijo comience a demostrar interés por las comidas, puede empezar a darle zumos de forma gradual, siempre de acuerdo con las sugerencias de su pediatra. No olvide diluir los zumos en una cantidad equivalente de agua mineral.

¿Qué partes de las frutas y las verduras no deben ser utilizadas en los zumos?

La piel de las naranjas y de los pomelos contiene una sustancia tóxica que no recomendamos tomar en grandes cantidades. Estas pieles son además un poco amargas, por lo que, de cualquier modo, no tienen buen sabor. Las pepitas de las manzanas contienen algo de cianuro, y le aconsejamos que las quite. No utilice las hojas de las zanahorias o del ruibarbo, ya que también son tóxicas. Por último, las hojas del apio suelen tener un sabor amargo, así que quizá sea mejor quitarlas. (Para más recomendaciones sobre recetas, véase «Consejos para hacer zumos», p. 34.)

CONSEJOS PARA HACER ZUMOS

Hacer zumos frescos es fácil. Todo lo que necesita son productos de calidad y una buena licuadora. Sin embargo, para obtener los mejores resultados, debe recordar algunas cosas. Las siguientes sugerencias le ayudarán a preparar zumos deliciosos y a la vez saludables.

☐ Siempre que sea posible, utilice productos biocultivados, sin tratamientos químicos, para conseguir zumos de la mayor pureza. Si no puede conseguirlos, es aconsejable pelar los productos antes de hacer el zumo.

☐ Antes de hacer el zumo, lave bien las frutas y las verduras y quite las zonas dañadas o con moho.

☐ Debido a que la piel de las naranjas y de los pomelos contiene una sustancia tóxica que no debe ser consumida en grandes cantidades, y también a que estas pieles tienen un sabor algo amargo, es mejor pelar estas frutas antes de hacer el zumo. Pero deje la parte blanca de la piel; contiene bioflavonoides y vitamina C. Las frutas tropicales, como el kiwi y la papaya, también se deben pelar. En muchos casos, estas frutas se cultivan en países donde el uso de sustancias cancerígenas es todavía legal. Las pieles de otras frutas y verduras, incluidos los limones y las limas, se puede dejar. Sin embargo, si el producto ha sido tratado con cera, recomendamos que se pele.

☐ Se deben quitar todos los huesos –de melocotones, ciruelas y otros– antes de hacer el zumo. Las pepitas –del limón, la lima, el melón y las uvas– pueden ser exprimidas junto con la fruta. Sin embargo, las pepitas de la manzana contienen una pequeña cantidad de cianuro: quítelas previamente.

☐ Al utilizar la mayoría de los productos, no dude en incluir los tallos y las hojas junto con las frutas y verduras. Pero quite las hojas de la zanahoria y del ruibarbo, ya que contienen sustancias tóxicas.

☐ Hay que rebanar o partir en trozos la mayoría de las frutas y las verduras para poder introducirlas en la licuadora. Después de algún tiempo sabrá cómo debe cortarlas.

☐ La mayoría de las frutas y las verduras tienen un alto contenido de agua. Por eso es posible obtener zumo de ellas. Aquellas que contengan poca agua –por ejemplo los plátanos y los aguacates– no se pueden introducir en la licuadora. Si aparecen en alguna receta, haga un zumo con el resto de las frutas, viértalo en un recipiente, y utilice la batidora para mezclar la fruta más sólida.

☐ Con la mayoría de las recetas de este libro se obtienen entre 18 y 24 centilitros de zumo. Si quiere más cantidad, multiplique por dos o por tres las partes que se indican según lo que necesite. Sin embargo, recuerde que es siempre preferible hacer el zumo justo antes de beberlo que hacer grandes cantidades y almacenarlas para consumir más tarde.

SEGUNDA PARTE

Trastornos

La segunda parte contiene sugerencias de zumos y dietas para más de cincuenta problemas de salud frecuentes, que van desde el acné a las varices. En cada sección se ofrecen sencillos consejos que le ayudarán a conseguir que los alimentos que consuma le reporten ventajas, y ningún inconveniente, nutriendo las células y manteniéndolas en buen estado mientras recorre el camino de la salud. Buena parte de lo que se señala en esas secciones no será nada nuevo para los «expertos» en zumos. Estas personas descubrieron hace tiempo lo que ahora se reconoce y se explica en las publicaciones científicas. Pero incluso ellos encontrarán en estas páginas algunas sorpresas. Los conocimientos en el campo de la nutrición aumentan a gran velocidad, y cada día se realizan más descubrimientos que subrayan la importancia de las frutas y las verduras en la dieta.

Las sugerencias y recetas de zumos que aparecen al final de cada sección se adaptan a los planes de dieta que se proporcionan en la tercera parte. En cada sección de la segunda parte, el apartado «Modificaciones en la dieta» ofrece sugerencias sobre qué dieta seguir y qué cambios se deben realizar. Léalo detenidamente. Constituye la base sobre la que se hacen las sugerencias de zumos. Si no se menciona ninguna dieta, siga la «Dieta básica» (p. 335). Anote los zumos recomendados en la segunda parte en los espacios en blanco que aparecen en los planes de dieta de la tercera parte. Con ello obtendrá un programa de zumos personalizado.

Si los zumos son algo nuevo para usted, no deje de leer los «Consejos para hacer zumos» (p. 34) antes de comenzar con las recetas de la segunda y la tercera partes. Estos consejos responderán a muchas de sus preguntas sobre la preparación de los productos antes de introducirlos en la licuadora y le ayudarán a asegurarse de que los zumos sean deliciosos y de la mayor calidad posible.

Recuerde que las sugerencias de este libro deben utilizarse como complemento a las indicaciones de su médico; en ningún caso deben sustituir un consejo o ayuda médica. Además, todas las recetas y sugerencias sobre zumos dan mejores resultados si se incluyen en un programa de dieta completo.

Desde este momento, mantenga su cuerpo sano y en forma a través de la nutrición y comience a tomar zumos para su salud.

Acidez de estómago

Véase Indigestión.

Acné

Acné es un término general que se utiliza a menudo para referirse al acné *vulgaris*, enfermedad inflamatoria crónica de las glándulas sebáceas y los folículos capilares de la piel. Se manifiesta en forma de espinillas de punta blanca o negra y granos, y en los casos de acné crónico pueden aparecer costras. La dieta puede ser uno de los factores que causan esta enfermedad, según se demuestra en algunos estudios realizados en las comunidades de esquimales y en otras culturas que comenzaron a sufrir acné tras adoptar la dieta occidental. Algunos casos de acné son producidos por una enfermedad conocida como «hipoglucemia de piel» o «diabetes de piel». Esto significa que la piel (uno de los órganos del cuerpo) no tolera los azúcares.

Recomendaciones generales

Límpiese la cara al menos dos veces al día con un jabón que contenga azufre. Por las noches, después de la limpieza, aplique sobre la piel un gel que contenga un 5 % de peróxido de benzol. Extraiga las espinillas cada dos o tres días. Evite utilizar cosméticos y cremas grasas, así como medicamentos que contengan bromuro o yoduro.

Modificaciones en la dieta

1. ***Elimine los azúcares.*** Según un estudio, el nivel de glucosa que la piel puede tolerar disminuye de forma significativa en las personas que tienen acné.
2. ***Siga una dieta alta en fibra.*** La piel de los pacientes con acné se limpia al incrementar la fibra en la dieta. Coma alimentos con un alto contenido de fibra: frutas, verduras, cereales integrales, panes y galletas integrales, salvado y legumbres (judías, lentejas y guisantes secos).
3. ***Reduzca el consumo de grasas y alimentos basura.*** En un estudio realizado entre los esquimales después de la Segunda Guerra Mundial, se observó que cuando los niños comenzaron a consumir las grasas saturadas y «comidas basura» del mundo occidental, el acné comenzó a aparecer. La dieta occidental es muy alta en calorías, grasas, sal y azúcar, y muy baja en verduras, frutas y fibra integral.
4. ***Evite los alimentos con un alto contenido de ácidos transgrasos.*** Entre estos alimentos se incluye la leche, los productos lácteos, la margarina, las materias grasas y los aceites vegetales hidrogenados. Ya que los productos lácteos son también ricos en calcio, asegúrese de consumir zumos u otros alimentos que contengan calcio. (Véase «Cóctel rico en calcio» al final de esta sección.)
5. ***Evite los alimentos fritos.***
6. ***Elimine las bebidas gaseosas y los endulzantes artificiales.***
7. ***Sea prudente con los alimentos que contienen yodo.*** Un consumo excesivo de esta sustancia puede producir acné.
8. ***Siga una dieta de depuración durante varios días para desintoxicar su organismo.*** (No es aconsejable para los menores de diecisiete años.) Cuando las impurezas no se eliminan a través de los riñones e intestinos con la suficiente rapi-

dez, pueden aparecer en la piel. Una dieta de depuración puede servir de ayuda. (Véase «Dietas de depuración», p. 349.)

9. Compruebe si es alérgico a algún alimento. Las alergias a los alimentos pueden causar erupciones en la piel a algunas personas. Los alergenos más frecuentes son el chocolate, la leche, los hidratos de carbono refinados (dulces) y los refrescos. No olvide que los análisis de sangre son más eficaces que las pruebas cutáneas para detectar alergias a los alimentos. Además puede seguir la «Dieta de eliminación» (p. 346), un medio eficaz para identificar los alimentos que crean problemas.

10. No beba más de un vaso de leche entera al día. Las hormonas que la leche contiene pueden empeorar el acné.

11. Un remedio popular recomienda tomar cuatro o cinco vasos de zumo de pepino diarios durante una semana. Se dice que purifica la sangre y el sistema linfático y que de ese modo se consigue un cutis más limpio.

Nutrientes beneficiosos

☐ **La vitamina A** reduce la producción de sebo. Sin embargo, debe saber que puede experimentar efectos secundarios si toma mucha cantidad de vitamina A. El beta-caroteno, presente en las frutas y verduras frescas, es la sustancia más adecuada. Se transforma en la forma de vitamina A que su cuerpo necesita.

☐ **La vitamina B_6** es eficaz para los brotes de acné premenstruales.

☐ **El ácido fólico** puede resultar beneficioso.

☐ **El selenio con vitamina E** puede estabilizar el nivel de glutatión peroxidasa.

☐ **El cromo** aumenta el nivel de tolerancia a la glucosa e incrementa la sensibilidad a la insulina.

☐ **El cinc** es importante para la cicatrización de heridas, las inflamaciones y la regeneración de los tejidos.

☐ **Los ácidos grasos esenciales, junto con una dieta baja en grasas,** pueden ser eficaces. Las personas con acné pueden tener deficiencia de estos nutrientes. El aceite puro de linaza prensado en frío es una buena fuente de ácidos grasos omega-3, así como los pescados grasos de aguas frías y los vegetales verdes.

Zumos beneficiosos

- ☐ Zanahoria, berza y perejil: fuentes de beta-caroteno.
- ☐ Berza, espinaca y pimiento verde: fuentes de vitamina B_6.
- ☐ Espinaca, berza y hojas de remolacha: fuentes de ácido fólico.
- ☐ Acelga, nabo y naranja: fuentes de selenio.
- ☐ Espinaca, espárrago y zanahoria: fuentes de vitamina E.
- ☐ Patata, pimiento verde y manzana: fuentes de cromo.
- ☐ Raíz de jengibre, perejil y zanahoria: fuentes de cinc.
- ☐ Zumos de vegetales verdes: fuentes de ácidos grasos omega-3 (ácidos grasos esenciales).

Recetas de zumos recomendadas
Acné

Ginger Mix

1 rodaja de raíz de jengibre de 1/2 cm aprox.
4 o 5 zanahorias, sin hojas
1/2 manzana, sin pepitas

Pase por la licuadora el jengibre junto con la manzana y las zanahorias.

Combinado refrescante para la piel

2 rodajas de piña, con corteza
1/2 pepino
1/2 manzana, sin pepitas

Pase la piña por la licuadora junto con el pepino y la manzana.

Batido energético

Un manojo de perejil
4 o 5 zanahorias, sin hojas
1 hojita de perejil para adornar

Comprima el perejil y páselo por la licuadora con las zanahorias. Adorne con la hojita de perejil.

Cóctel rico en calcio

3 hojas de berza
Un puñadito de perejil
4 o 5 zanahorias, sin hojas
1/2 manzana, sin pepitas

Comprima el perejil y la berza y páselos por la licuadora junto con las zanahorias y la manzana.

Sorpresa verde

1 hoja grande de berza
2 o 3 manzanas verdes, sin pepitas
Corteza de lima para adornar

Comprima la hoja de berza y pásela por la licuadora junto con las manzanas. Adorne con la corteza de lima. La sorpresa consiste en que no notará el sabor de la berza.

Aftas bucales

Las aftas bucales son unas manchas blancas que aparecen en las membranas mucosas de la boca y que producen dolor. Se dan sobre todo en mujeres, y son contagiosas. Se trata de un trastorno frecuente, y se estima que afecta a más del 20 % de la población. Al parecer, las causas están relacionadas con estrés, candidiasis, alergias a los alimentos, mala higiene dental o deficiencia de nutrientes.

Recomendaciones generales

Es importante detectar cualquier incompatibilidad con los alimentos. Para ello se puede realizar un análisis de sangre o probar con la «Dieta de eliminación» (p. 346). Hay una alta incidencia de aftas bucales en los pacientes de enfermedad celíaca (incapacidad de digerir el gluten de algunos alimentos elaborados con grano). Pero incluso si no existe esta enfermedad, las personas propensas a tener aftas bucales suelen ser más sensibles al gluten (de trigo, avena, centeno y cebada) y quizá tengan que limitar el consumo de estos alimentos. Una vez más, la «Dieta de eliminación» puede resultar útil para determinar los alimentos que causan problemas.

Si sospecha que tiene candidiasis (véase **Candidiasis**), quizá sea conveniente que se someta a un análisis de sangre o a un cultivo de heces para comprobarlo. Además, si nota un gran aumento de aftas bucales en períodos de mucho estrés, quizá le convenga seguir un programa de relajación. Las deficiencias de hierro, vitamina B_{12} y ácido fólico también pueden producir aftas bucales. Puede acudir a un nutricionista para que le recomiende los complementos más adecuados. Y, si toma complementos, hágalo con zumos ricos en esos nutrientes para así obtener los máximos beneficios.

Modificaciones en la dieta

1. ***Lleve una dieta baja en productos animales.*** Las proteínas animales producen un exceso de ácido en el cuerpo y contribuyen a que aparezcan las aftas bucales.
2. ***Evite los dulces y los frutos cítricos, los alimentos refinados y elaborados y el café.***
3. ***Consuma abundantes cantidades de productos lácteos con cultivos vivos (yogur, kéfir, requesón o cuajada), ajo y cebollas.***
4. ***Suprima los chicles y las pastillas.***

Nutrientes beneficiosos

- **El hierro** es necesario, porque en casos de deficiencia puede producir aftas bucales.
- **El ácido fólico es** beneficioso, porque en casos de carencia puede producir aftas bucales.
- **La vitamina B_{12}** es beneficiosa, porque en casos de deficiencia puede producir aftas bucales. Hable con su médico para que le suministre complementos, ya que este nutriente no se obtiene de los zumos.
- **El cinc** es beneficioso si los niveles de suero son bajos.
- **El beta-caroteno** acelera la cicatrización de las membranas mucosas.

Zumos beneficiosos

- Perejil, hojas de remolacha, bróculi y espinaca: fuentes de hierro.
- Berza, espinaca, hojas de remolacha y col: fuentes de ácido fólico.
- Raíz de jengibre, perejil, ajo y zanahoria: fuentes de cinc.
- Zanahoria, berza, perejil y espinaca: fuentes de beta-caroteno.

Recetas de zumos recomendadas
Aftas bucales

Ginger Mix

1 rodaja de raíz de jengibre de 1/2 cm aprox.
4 o 5 zanahorias, sin hojas
1/2 manzana, sin pepitas

Pase por la licuadora el jengibre junto con la manzana y las zanahorias.

Aperitivo de espinacas

Un manojito de espinacas
4 o 5 zanahorias, sin hojas
1/2 manzana, sin pepitas

Comprima las espinacas y páselas por la licuadora junto con las zanahorias y la manzana.

Combinado de ácido fólico

2 hojas de berza
Un puñadito de perejil
Un manojito de espinacas
4 o 5 zanahorias, sin hojas

Comprima la berza, el perejil y las espinacas y páselos por la licuadora junto con las zanahorias.

Aperitivo rico en hierro

3 hojas de remolacha
4 o 5 zanahorias, sin hojas
1/2 pimiento verde
1/2 manzana, sin pepitas

Comprima las hojas de remolacha y páselas por la licuadora con las zanahorias; a continuación añada el pimiento verde y la manzana.

Alergias

Una alergia es una reacción a una sustancia que no produce ningún efecto en una persona no sensible a ella. Se trata de una reacción antígenos-anticuerpos que puede originarse en la liberación de histamina o de sustancias similares de las células dañadas. La sustancia perjudicial es conocida como alergeno y puede ser cualquier elemento que produzca síntomas de alergia.

Recomendaciones generales

Las alergias a los alimentos deben ser identificadas, y es necesario evitar los productos que causan el problema. Para la identificación, los análisis de sangre resultan más eficaces que las pruebas cutáneas. También puede utilizar la «Dieta de eliminación» (p. 346), la prueba más antigua y fiable que se conoce para detectar los alergenos. Algunos aditivos, como el aspartame, el glutamato monosódico y los sulfitos, también pueden causar reacciones alérgicas. Por otro lado, un crecimiento excesivo del hongo conocido como *Candida albicans* puede producir una serie de reacciones a los alimentos. Mediante un análisis de sangre o un cultivo de heces se puede determinar si hay un exceso del hongo en el organismo. Cuando se controla este crecimiento, mucha gente nota que sus alergias y reacciones mejoran. (Véase **Candidiasis** para adoptar una dieta adecuada.) Además, el «Ayuno con zumos» (p. 350) ha surtido buenos efectos en el caso de muchos pacientes alérgicos.

Modificaciones en la dieta

1. Identifique las alergias y elimine los alimentos que causan los síntomas. Quizá le interese seguir la «Dieta de eliminación» (p. 346).
2. Evite los aditivos que normalmente causan reacciones, incluidos el glutamato monosódico, los sulfitos y el aspartame.
3. Siga la «Dieta de reforzamiento del sistema inmunológico» (p. 343).

Nutrientes beneficiosos

☐ **La vitamina B_6** puede ser eficaz para las personas sensibles al glutamato monosódico.
☐ **La vitamina B_{12}** puede tener efectos terapéuticos. Hable con su médico para que le proporcione complementos, ya que dicho nutriente no se puede obtener de los zumos.

☐ **La vitamina E** produce un efecto antihistamínico.
☐ **El molibdeno** puede ser de ayuda, debido a que este nutriente no abunda mucho en la mayoría de las personas sensibles a los sulfitos.
☐ **Los lactobacilos acidófilos y los lactobacilos bífidos** pueden ser beneficiosos, ya que las personas alérgicas a los alimentos pueden tener una deficiencia de estas sustancias. Para tomarlas como complemento consulte a su médico, puesto que no se encuentran en los zumos.
☐ **Los bioflavonoides** potencian la acción de la vitamina C.

Zumos beneficiosos

☐ Berza, espinaca y pimiento morrón: fuentes de vitamina B_6.
☐ Berza, perejil y col rizada: fuentes de vitamina C.
☐ Espinaca, espárrago y zanahoria: fuentes de vitamina E.
☐ Coliflor, espinaca y ajo: fuentes de molibdeno.
☐ Naranja, melón y perejil: fuentes de bioflavonoides.

Recetas de zumos recomendadas
Alergias

Aperitivo rico en vitamina E

Un manojito de espinacas
4 o 5 zanahorias, sin hojas
3 o 4 espárragos

Comprima las espinacas y páselas por la licuadora junto con las zanahorias y los espárragos.

Aperitivo de molibdeno

Un manojito de espinacas
1 diente de ajo
4 o 5 zanahorias, sin hojas
4 ramitos de coliflor

Comprima las espinacas con el ajo y páselos por la licuadora junto con las zanahorias y la coliflor.

Cóctel depurativo de Cherie

1 rodaja de raíz de jengibre de 1/2 cm aprox.
1 remolacha
1/2 manzana, sin pepitas
4 zanahorias, sin hojas

Pase el jengibre, la remolacha y la manzana, junto con las zanahorias, por la licuadora.

Batido de melón

2 rodajas de melón, con corteza

Corte el melón a trocitos y páselo por la licuadora.

Alergias a los alimentos

Véase Alergias.

Alopecia

Véase Caída del cabello.

Anemia

La anemia aparece cuando hay una reducción del número total de glóbulos rojos o del volumen de sangre. Se caracteriza por palidez extrema, debilidad, tendencia al cansancio, insomnio, irritabilidad o depresión y disminución de defensas. El hierro es un factor importante en la anemia, ya que la formación de glóbulos rojos es menor en las personas con deficiencia de hierro. Sin embargo, hay muchas causas de anemia; la deficiencia de hierro es sólo una de ellas. Esta enfermedad puede ser causada por otras deficiencias, que incluyen las de ácido fólico y vitamina B_{12}, y por una producción anormal de hemoglobina, como en la anemia por depranocitosis.

Recomendaciones generales

El tratamiento a seguir depende del tipo de anemia. Los tres más frecuentes son la anemia por deficiencia de hierro, por deficiencia de ácido fólico y por deficiencia de vitamina B_{12}. El tratamiento consiste en suministrar al cuerpo los nutrientes que necesita, bajo forma asimilable. Si sospecha que tiene anemia, le sugerimos que consulte a su médico.

Modificaciones en la dieta

1. Para todos los tipos de anemia, siga una dieta rica en vegetales verdes y sus zumos. También se deben consumir en abundancia otros alimentos ricos en hierro, como judías, melaza de caña, orejones de albaricoque, pasas, almendras y marisco. Se ha comprobado que la vitamina C potencia en gran medida la absorción de hierro. Ya no se recomienda comer hígado de ternera, a no ser que no haya sido tratado con hormonas o antibióticos en un ambiente no contaminado. El hígado es el órgano donde se almacenan las toxinas. Hoy en día, comer hígado puede causar más daños que beneficios.

También se debe evitar el té, debido a que contiene taninos, que pueden reducir la absorción de hierro hasta en un 50 % si se toma con las comidas.

2. Se recomienda que la vitamina B_{12} se tome siempre junto con ácido fólico. El ácido fólico se encuentra en judías de careta, germen de trigo, carne magra, judías, salvado, espárragos, lentejas, nueces, espinacas y berza. La vitamina B_{12} se encuentra en almejas, ostras, sardinas, yemas de huevo, truchas, salmón, bonito y carne magra.

3. En caso de anemia por deficiencia de vitamina B_{12} debida a la carencia de un factor intrínseco (una sustancia producida en el estómago), es necesario tomar grandes dosis de vitamina B_{12}. También se recomienda acudir a un médico.

Nutrientes beneficiosos

Anemia por deficiencia de hierro

☐ Hierro.

☐ Vitamina C.

Anemia por deficiencia de ácido fólico

☐ Ácido fólico.

☐ Vitamina B_{12}.

Anemia por deficiencia de vitamina B_{12}

☐ Ácido fólico.

☐ Vitamina B_{12}.

Zumos beneficiosos

☐ Perejil, hojas de remolacha y zanahoria: fuentes de hierro.

☐ Berza, perejil y pimiento verde: fuentes de vitamina C.

☐ Espárrago, espinaca y berza: fuentes de ácido fólico.

☐ No existen frutas o verduras ricas en vitamina B_{12}. Los vegetarianos estrictos deberían tomar un complemento de vitamina B_{12}. También se pueden tomar cereales enriquecidos con vitamina B_{12} dos o tres veces por semana.

Recetas de zumos recomendadas
Anemia

Combinado de ácido fólico

2 hojas de berza
Un puñadito de perejil
Un manojito de espinacas
4 o 5 zanahorias, sin hojas

Comprima la berza, el perejil y las espinacas y páselos por la licuadora junto con las zanahorias.

Aperitivo rico en hierro

3 hojas de remolacha
4 o 5 zanahorias, sin hojas
1/2 pimiento verde
1/2 manzana, sin pepitas

Comprima las hojas de remolacha y páselas por la licuadora con las zanahorias; a continuación añada el pimiento verde y la manzana.

Tónico primaveral

Un manojo de perejil
4 zanahorias, sin hojas
1 diente de ajo
2 tallos de apio

Comprima el perejil y páselo por la licuadora con las zanahorias, el ajo y el apio.

Aperitivo de espinacas

Un manojito de espinacas
4 o 5 zanahorias, sin hojas
1/2 manzana, sin pepitas

Comprima las espinacas y páselas por la licuadora junto con las zanahorias y la manzana.

Ansiedad

Véase Estrés.

Artritis

La artritis es una inflamación de una articulación que suele ir acompañada de dolores y, en muchos casos, de cambios estructurales. Los tipos de artritis más frecuentes son la artritis ósea y la artritis reumática.

ARTRITIS ÓSEA

La ósea es un tipo de artritis que afecta a los huesos y las articulaciones. Se caracteriza por un ligero entumecimiento al levantarse, anquilosamiento tras períodos de descanso, aumento del dolor al utilizar la articulación y mal funcionamiento de la misma. Los síntomas pueden ir de sensibilidad anormal al tacto en la zona, hinchazón de los tejidos blandos, tumefacción ósea y problemas de movilidad, hasta crujidos en las articulaciones al moverlas. La artritis ósea se divide en dos categorías: primaria y secundaria. La primaria es un trastorno degenerativo causado por desgaste articular y otros trastornos mecánicos corporales. La secundaria es producida por factores que originan una predisposición, como lesiones o anteriores trastornos inflamatorios de la articulación.

Recomendaciones generales

Los enfermos de artritis ósea deberían alcanzar un peso adecuado y mantenerlo. El exceso de peso produce y añade tensión en las articulaciones que lo soportan. En algunas personas, los síntomas desaparecen al adelgazar. (Véase «Dietas de adelgazamiento», p. 371.)

Modificaciones en la dieta

1. ***Elimine las solanáceas: tomates, pimientos, patatas, berenjenas y tabaco.*** Si experimenta una mejoría, siga sin tomarlas. Aunque no hay pruebas, una teoría sostiene que consumir de forma prolongada pequeñas cantidades de los alcaloides solanáceos que se encuentran en estas plantas impide la renovación normal de colágeno en las articulaciones o aumenta la degeneración inflamatoria.

2. ***Evite los cítricos: limones, limas, naranjas y pomelos.*** Se cree que estas frutas, como las plantas solanáceas, producen hinchazón en los tejidos.

3. ***Evite los alimentos refinados, como la harina blanca, el azúcar refinado, los alimentos elaborados y las conservas.*** Lleve una dieta nutritiva con abundancia de cereales integrales, legumbres (judías, guisantes secos y lentejas), frutos secos, semillas, verduras y frutas, y consuma sólo pequeñas cantidades de productos animales con poca grasa.

4. ***Reduzca de forma sustancial el consumo de dulces y alcohol.***

5. ***Compruebe si es alérgico a algún alimento.***

6. ***Compruebe si tiene deficiencia de ácido clorhídrico.*** Consulte a su médico a este respecto.

7. ***Siga un ayuno a base de zumos; es muy eficaz para la artritis.*** (Véase p. 350 para más información.)

Nutrientes beneficiosos

☐ **La niacinamida** puede proporcionar una mejoría considerable en un período de dos a tres semanas. Se dice que este nutriente es especialmente beneficioso para la artritis degenerativa de rodilla. (*¡Cuidado!* Los complementos de niacinamida pueden afectar al hígado o provocar náuseas.)

☐ **El ácido pantoténico** puede resultar eficaz, ya que las deficiencias de este nutriente están relacionadas con la artritis ósea.

☐ **La vitamina C** puede ser beneficiosa.

☐ **La vitamina E** puede producir efectos similares a los de los medicamentos antiinflamatorios no esteroides.

- **La metionina** es importante para los tejidos cartilaginosos.
- **El peróxido dismutasa** puede tener efectos terapéuticos.
- **El cobre** puede ser beneficioso, ya que existe una relación entre una deficiencia de este nutriente y la artritis ósea.
- **Los bioflavonoides** tienen efectos beneficiosos.
- **La bromelaína** tiene propiedades antiinflamatorias.

Zumos beneficiosos

- Bróculi y berza: fuentes de ácido pantoténico.
- Berza, perejil y espinaca: fuentes de vitamina C.
- Espinaca y zanahoria: fuentes de vitamina E.
- Zanahoria, raíz de jengibre y manzana: fuentes de cobre.
- Cereza y arándano: fuentes de bioflavonoides.
- Piña: la única fuente de bromelaína.

Recetas de zumos recomendadas
Artritis ósea

Ensalada de hortalizas especial

3 ramitos de bróculi
1 diente de ajo
4 o 5 zanahorias, o
2 tomates
2 tallos de apio
1/2 pimiento verde

Pase el bróculi y el ajo por la licuadora con las zanahorias o los tomates. Añada a continuación el apio y el pimiento verde.

Combinado digestivo

Un manojo de espinacas
4 o 5 zanahorias, sin hojas

Comprima las espinacas y páselas por la licuadora junto con las zanahorias.

Refresco de bromelaína

1/4 de piña, con corteza

Pase la piña por la licuadora.

Ginger Mix

1 rodaja de raíz de jengibre de 1/2 cm aprox.
4 o 5 zanahorias, sin hojas
1/2 manzana, sin pepitas

Pase por la licuadora el jengibre junto con la manzana y las zanahorias.

Bayas con burbujas

1 kg de arándanos
Un racimo mediano de uvas
1 rodaja de raíz de jengibre de 1/2 cm aprox.
Agua mineral con gas

Pase los arándanos por la licuadora junto con las uvas y el jengibre. Vierta el zumo en un vaso con hielo y termine de llenarlo con el agua mineral.

ARTRITIS REUMÁTICA

La artritis reumática es una enfermedad sistémica que se caracteriza por alteraciones inflamatorias en las articulaciones y en sus tejidos. Los síntomas incluyen fatiga, décimas de fiebre, debilidad, entumecimiento y dolor en las articulaciones. La inflamación suele producir fuertes dolores y tiende a extenderse: comienza en las articulaciones más pequeñas y afecta de forma progresiva a todas las articulaciones del cuerpo. Existen pruebas de que la artritis reumática es una reacción autoinmune en la que los anticuerpos dañan los componentes de los tejidos de las articulaciones.

Modificaciones en la dieta

1. Lleve una dieta baja en calorías y en grasas, con pocos productos animales (carnes, productos lácteos y otros). Algunos estudios han demostrado que los pacientes que siguen este tipo de dieta experimentan una remisión de los síntomas. Las dietas vegetarianas, que no incluyen productos animales, excepto pescado, tienen efectos beneficiosos.

2. Aumente el consumo de pescados de aguas frías, por ejemplo caballa, salmón, atún y sardinas. El aceite de hígado de bacalao también puede ser beneficioso.

3. Elimine de su dieta el azúcar refinado, la harina blanca de trigo, la harina de maíz, la sal, las especias fuertes, el alcohol, el té y el café.

4. Compruebe si es alérgico a algún alimento. (Véase «Dieta de eliminación», p. 346.)

5. Compruebe su nivel de ácido clorhídrico. Para ello debe consultar con su médico.

6. Un remedio popular aconseja tomar infusiones de albahaca. La albahaca se utiliza para aliviar los dolores reumáticos.

7. Pruebe un ayuno a base de zumos, muy eficaz para la artritis. (Véase p. 350 para más información.)

Nutrientes beneficiosos

☐ **La vitamina C** tiene efectos antiinflamatorios.

☐ **La vitamina E** produce efectos antiinflamatorios.

☐ **La vitamina K** puede estabilizar las membranas y células del tejido reumático.

☐ **El ácido pantoténico** puede ser eficaz, ya que las deficiencias de este nutriente están directamente relacionadas con los síntomas antes descritos.
☐ **El cobre** tiene efectos antiinflamatorios.
☐ **El hierro** puede ser beneficioso, ya que quizá exista una deficiencia de este nutriente. (Tomar un complemento de hierro presenta algunos inconvenientes. La mejor fuente son los alimentos.)
☐ **El manganeso** puede tener efectos terapéuticos.
☐ **El selenio** puede ser eficaz, ya que es probable que haya una deficiencia de este mineral.
☐ **El azufre** puede ser beneficioso, porque tal vez exista una deficiencia de este mineral.
☐ **El cinc** puede ser eficaz, en los casos de una deficiencia de este elemento.
☐ **La bromelaína** tiene efectos antiinflamatorios.
☐ **Los ácidos grasos omega-3** tienen efectos terapéuticos.
☐ **El peróxido dismutasa** tiene efectos antiinflamatorios.

Zumos beneficiosos

☐ Perejil, bróculi y espinaca: fuentes de vitamina C.
☐ Espinaca, zanahoria y tomate: fuentes de vitamina E.
☐ Bróculi, lechuga y col: fuentes de vitamina K.
☐ Bróculi y berza: fuentes de ácido pantoténico.
☐ Zanahoria, raíz de jengibre y manzana: fuentes de cobre.
☐ Perejil, hojas de remolacha y bróculi: fuentes de hierro.
☐ Espinaca, hojas de remolacha, zanahoria, nabo, naranja y uvas: fuentes de manganeso.
☐ Raíz de jengibre, perejil y zanahoria: fuentes de selenio.
☐ Col y berza: fuentes de azufre.
☐ Raíz de jengibre, perejil, ajo y zanahoria: fuentes de cinc.
☐ Piña: única fuente de bromelaína.
☐ Vegetales verdes: fuentes de ácidos grasos omega-3.

Recetas de zumos recomendadas
Artritis reumática

Aperitivo de espinacas

Un manojito de espinacas 4 o 5 zanahorias, sin hojas 1/2 manzana, sin pepitas	*Comprima las espinacas y páselas por la licuadora junto con las zanahorias y la manzana.*

Caldo de potasio

Un manojo de perejil Un manojo de espinacas 4 o 5 zanahorias, sin hojas 2 tallos de apio	*Comprima el perejil y las hojas de espinacas y páselos por la licuadora con las zanahorias y el apio.*

Refresco de bromelaína

1/4 de piña, con corteza	*Pase la piña por la licuadora.*

Ensalada de hortalizas especial

3 ramitos de bróculi 1 diente de ajo 4 o 5 zanahorias, o 2 tomates 2 tallos de apio 1/2 pimiento verde	*Pase el bróculi y el ajo por la licuadora con las zanahorias o los tomates. Añada a continuación el apio y el pimiento verde.*

Ginger Mix

1 rodaja de raíz de jengibre de 1/2 cm aprox.
4 o 5 zanahorias, sin hojas
1/2 manzana, sin pepitas

Pase por la licuadora el jengibre junto con la manzana y las zanahorias.

Tónico especiado de Maureen

1/4 de piña, con corteza
1/2 manzana, sin pepitas
1 rodaja de raíz de jengibre de 1/2 cm aprox.

Pase la piña por la licuadora con la manzana y el jengibre.

Bayas con burbujas

1 kg de arándanos
Un racimo mediano de uvas
1 rodaja de raíz de jengibre de 1/2 cm aprox.
Agua mineral con gas

Pase los arándanos por la licuadora junto con las uvas y el jengibre. Vierta el zumo en un vaso con hielo y termine de llenarlo con el agua mineral.

Cóctel depurativo de Cherie

1 rodaja de raíz de jengibre de 1/2 cm aprox.
1 remolacha
1/2 manzana, sin pepitas
4 zanahorias, sin hojas

Pase el jengibre, la remolacha y la manzana, junto con las zanahorias, por la licuadora.

Artritis ósea

Véase Artritis.

Artritis reumática

Véase Artritis.

Asma

El asma se define como un conjunto de dificultades respiratorias acompañadas de respiración jadeante esporádica, producida por un espasmo del conducto bronquial o una inflamación de las membranas mucosas. Se caracteriza por falta de aire, tos y secreción de moco. Se han identificado dos tipos de asma. Uno de ellos tiene su origen en alergenos, mientras que el otro se desarrolla sin que exista ninguna sustancia tóxica. En ambos casos, pero de forma especial en el segundo, se deben evitar las emociones fuertes, ya que la tensión puede provocar o empeorar los ataques de asma.

Modificaciones en la dieta

1. *Según unos estudios recientes, las dietas vegetarianas son eficaces para la mayoría de los asmáticos.* Se recomienda evitar todas las carnes, el pescado, los huevos y los productos lácteos. (En especial en el caso de niños, se recomienda seguir los consejos de un nutricionista para asegurarse de que la dieta vegetariana contiene las proteínas adecuadas durante los años de crecimiento. También es aplicable a los adolescentes.)
2. *Reduzca el consumo de productos animales.* La producción de las sustancias que causan las reacciones alérgicas e inflamatorias propias del asma se debe al ácido araquidónico, un ácido graso que se encuentra sobre todo en los productos animales.

3. Beba agua mineral en lugar de agua del grifo tratada con cloro.
4. Elimine el café, el té, el chocolate, el azúcar y la sal.
5. Consuma diariamente cantidades abundantes de frutas y verduras crudas.
6. Reduzca el consumo de cereales o elimínelos, excepto el trigo sarraceno y el mijo.
7. Compruebe si es alérgico a algún alimento. Especialmente en casos de bebés y niños. Las dietas de eliminación (pruebas para detectar los alergenos al eliminar los alimentos) han producido buenos resultados en el tratamiento del asma. Los alergenos más habituales son leche, chocolate, trigo, cítricos, colorantes alimentarios, huevos, pescado, marisco y frutos secos, sobre todo los cacahuetes. (Véase «Dieta de eliminación», p. 346 para más detalles.)
8. Elimine de su dieta todos los aditivos. Se ha demostrado que muchos conservantes y colorantes producen ataques de asma. Entre los aditivos se encuentran la tartracina, los benzoatos, el dióxido de azufre y, en especial, los sulfitos.
9. A no ser que le produzcan alergia, incluya abundantes cantidades de cebolla y ajo en su dieta; existen pruebas de que anulan la acción de una enzima que genera una sustancia química inflamatoria.
10. El chile se ha utilizado de forma tradicional para calmar los ataques de asma. Se ha comprobado que ciertos componentes de este alimento disminuyen la sensibilidad de los conductos respiratorios ante los agentes irritantes.
11. En un estudio realizado, se tuvo que aplicar la dieta durante un año antes de que algunos de los pacientes experimentasen una mejoría total. Moraleja: no abandone antes de tiempo.
12. En caso de adultos (mayores de diecisiete años) se recomienda un ayuno a base de zumos. (Véase p. 350 para más detalles.)
13. El ácido clorhídrico puede provocar asma. Consulte a su médico para realizar la prueba correspondiente.
14. Evite las aspirinas y otros medicamentos antiinflamatorios no esteroides; pueden producir ataques de asma.
15. Pruebe uno de estos cuatro remedios populares:

- Mezcle dos cucharadas de zumo de limón con agua y tómelo antes de las comidas.
- Haga una infusión con el zumo de un trozo de jengibre hervido a fuego lento. Puede añadir un poco de miel o de zumo de limón para darle mejor sabor. Bébalo antes de las comidas.
- Haga un zumo con una cebolla roja y añada un poco de miel. Tome una cucharada pequeña cada hora mientras dure el ataque.
- Durante los ataques de asma, ponga las manos en agua caliente.

Nutrientes beneficiosos

☐ **La vitamina B_6** puede ser escasa en los asmáticos. Este complemento hace disminuir la frecuencia y la gravedad de las dificultades respiratorias y de los ataques de asma.

☐ **La vitamina B_{12}** puede ser escasa en los asmáticos. Según un estudio, al tomar vitamina B_{12} los pacientes notan menos falta de aire cuando realizan un esfuerzo. Hable con su médico para que le proporcione este complemento, ya que este nutriente no se obtiene de los zumos.

☐ **La vitamina C** es un antioxidante que proporciona defensas contra la constricción bronquial.

☐ **El beta-caroteno** resulta eficaz para proteger la capa epitelial del tracto respiratorio.

☐ **La vitamina E** es un antioxidante que puede impedir la formación de sustancias inflamatorias.

☐ **El selenio** es eficaz para impedir la producción de leukotrienos, sustancias que estimulan la constricción bronquial.

☐ **El magnesio** relaja la musculatura bronquial.

Zumos beneficiosos

☐ Berza, espinaca y hojas de nabo: fuentes de vitamina B_6.

☐ Berza, perejil, bróculi y espinaca: fuentes de vitamina C.

☐ Zanahoria, col rizada, berza y perejil: fuentes de beta-caroteno y otros carotenoides.
☐ Espinaca, espárrago y zanahoria: fuentes de vitamina E.
☐ Acelga, nabo, ajo y zumo de naranja: fuentes de selenio.
☐ Hojas de remolacha, espinaca, perejil y ajo: fuentes de magnesio.

Recetas de zumos recomendadas
Asma

Combinado digestivo

Un manojo de espinacas
4 o 5 zanahorias, sin hojas

Comprima las espinacas y páselas por la licuadora junto con las zanahorias.

Batido energético

Un manojo de perejil
4 o 5 zanahorias, sin hojas
1 hojita de perejil para adornar

Comprima el perejil y páselo por la licuadora con las zanahorias. Adorne con la hojita de perejil.

Aperitivo de magnesio

1 diente de ajo
Un puñadito de perejil
4 o 5 zanahorias
2 tallos de apio
1 hojita de perejil para adornar

Envuelva el ajo con el perejil y páselos por la licuadora junto con las zanahorias y el apio. Vierta el zumo en un vaso y adorne con la hojita de perejil.

Cóctel de verduras

1 diente de ajo o un trocito de cebolla
3 ramitos de bróculi
2 hojas de berza
5 zanahorias, sin hojas
Pimienta de cayena
Aderezos al gusto

Enrolle el ajo (o la cebolla) y el bróculi en las hojas de berza y páselos por la licuadora con las zanahorias. Añada pimienta y aderece a su gusto.

Aterosclerosis

La aterosclerosis es un trastorno que se caracteriza por el endurecimiento y espesamiento de los vasos sanguíneos por una acumulación de materias grasas, llamada placa, en su interior o en su superficie. Esta enfermedad está relacionada con tensión sanguínea alta y pulso débil. Los síntomas pueden incluir angina de pecho, calambres en las piernas, deterioro mental progresivo, debilidad o mareos.

Recomendaciones generales

Aunque quizá la dieta sea el mejor medio de combatir la aterosclerosis, hay otros factores importantes para la prevención o curación de esta enfermedad. El ejercicio físico está directamente relacionado con los niveles de colesterol. Realice algún tipo de ejercicio, por ejemplo caminar, al menos tres veces por semana. Si no tiene perro para sacar de paseo, pídalo prestado. Por otro lado, el tabaco aumenta los riesgos de padecer este trastorno, y se debe eliminar. Sobre todo controle el estrés, incluso si no es una persona «nerviosa».

Modificaciones en la dieta

*1. **Siga la «Dieta básica» (p. 335), que contiene pocas grasas y es rica en fibra.***
*2. **Reduzca el colesterol en la dieta.***
*3. **Reduzca las grasas, sobre todo las animales y los aceites vegetales hidrogenados (por ejemplo la margarina, que se suele recomendar como saludable).*** Intente hacer una «mantequilla sana»: mezcle medio kilo de mantequilla con una taza de aceite vegetal de primera presión, como el de cártamo o el de girasol.
*4. **Incremente el consumo de proteínas vegetales, como las judías, las lentejas y los guisantes secos.*** La soja verde resulta especialmente eficaz, porque es rica en lecitina, un nutriente que aumenta la solubilidad del colesterol y ayuda a eliminarlo de los tejidos.
*5. **Evite el café y el alcohol.*** Los estudios epidemiológicos han relacionado el consumo de café con la aterosclerosis y la hiperlipidemia. También se ha demostrado que el alcohol tiene un efecto perjudicial en la tensión sanguínea, el peso y la tolerancia a la glucosa.
*6. **Aumente el consumo de ácidos grasos omega-3: tome más pescado de aguas frías y más aceites de pescado, e incluya aceite de linaza presionado en frío en su dieta.*** Este aceite contiene muchos ácidos grasos omega-3 y resulta muy adecuado para la prevención y el tratamiento de la aterosclerosis. Trate de tomar media cucharada al día.
*7. **Coma más ajo, jengibre y cebollas, alimentos que reducen la posibilidad de que se formen coágulos sanguíneos.***
*8. **Incluya brotes de alfalfa, y su zumo, en la dieta.*** La alfalfa disminuye los niveles de colesterol y ayuda a eliminar la placa grasa que puede obstruir los vasos sanguíneos.

Nutrientes beneficiosos

☐ **La vitamina B_6** es necesaria, porque en casos de deficiencia está relacionada con un mayor riesgo de padecer aterosclerosis. Este nutriente puede evitar la formación de coágulos y desempeñar un papel muy importante en la prevención de la enfermedad.

☐ **La vitamina C** puede ser escasa en los pacientes de aterosclerosis. Al tomarla como complemento se reducen el colesterol total, los triglicéridos y los lípidos totales, a la vez que se eleva el nivel de lipoproteínas de alta densidad (HDL), que eliminan el exceso de colesterol del organismo.

☐ **La vitamina E** puede evitar que las plaquetas se agreguen y formen coágulos, disminuir el nivel de colesterol y reducir el dolor en las extremidades, que se produce por una irrigación sanguínea inadecuada.

☐ **La niacina,** a pesar de que se ha usado durante mucho tiempo para reducir el colesterol, no se debe tomar como complemento excepto bajo estricta supervisión médica. En forma de complemento suele resultar tóxica y causa daños en el hígado e intolerancia a la glucosa. Sin embargo, no hay riesgo de toxicidad cuando se ingieren alimentos ricos en niacina. Se encuentra sobre todo en la levadura de cerveza, el salvado de arroz, el salvado de trigo, el pollo, el pavo y la trucha.

☐ **La bromelaína** se recomienda para impedir la formación de coágulos, aliviar la angina de pecho y eliminar las placas grasas.

☐ **El calcio** reduce el colesterol y los triglicéridos y evita la formación de coágulos.

☐ **El cobre** es beneficioso, porque en casos de deficiencia puede elevar el colesterol.

☐ **El cromo** reduce el colesterol y los triglicéridos. El ingerir una cantidad insuficiente de cromo es la causa de diversos problemas, entre ellos la adicción a los dulces. (Véase **Compulsiones** para más información.)

☐ **El magnesio** es beneficioso, porque en casos de deficiencia aumenta los riesgos de padecer enfermedades cardíacas. Los complementos de este nutriente pueden reducir el colesterol total, aumentar el colesterol lipoproteico de alta densidad e impedir la formación de coágulos.

☐ **El potasio** puede evitar la formación de depósitos grasos.

☐ **El selenio** es beneficioso, porque en casos de deficiencia está asociado a la aterosclerosis. Los complementos de selenio pueden evitar la formación de coágulos.

☐ **La lecitina** aumenta la solubilidad del colesterol. La soja verde es rica en lecitina.

Zumos beneficiosos

☐ Berza, espinaca, hojas de nabo y pimiento morrón: fuentes de vitamina B_6.
☐ Berza, perejil, pimiento verde y bróculi: fuentes de vitamina C.
☐ Espinaca, espárrago y zanahoria: fuentes de vitamina E.
☐ Piña: única fuente de bromelaína.
☐ Berza, col rizada, hojas de nabo y perejil: fuentes de calcio.
☐ Zanahoria, ajo y raíz de jengibre: fuentes de cobre.
☐ Patata, pimiento verde, manzana y espinaca: fuentes de cromo.
☐ Hojas de remolacha, espinaca, perejil y ajo: fuentes de magnesio.
☐ Perejil, acelga, espinaca y ajo: fuentes de potasio.
☐ Acelga, nabo, ajo y naranja: fuentes de selenio.

Recetas de zumos recomendadas
Aterosclerosis

Ginger Mix

1 rodaja de raíz de jengibre de 1/2 cm aprox.
4 o 5 zanahorias, sin hojas
1/2 manzana, sin pepitas

Pase por la licuadora el jengibre junto con la manzana y las zanahorias.

Refresco de calcio

3 hojas de berza
Un manojito de perejil
4 o 5 zanahorias, sin hojas

Comprima las hojas de berza y el perejil y páselos por la licuadora con las zanahorias.

Ensalada de hortalizas especial

3 ramitos de bróculi
1 diente de ajo
4 o 5 zanahorias, o 2 tomates
2 tallos de apio
1/2 pimiento verde

Pase el bróculi y el ajo por la licuadora con las zanahorias o los tomates. Añada a continuación el apio y el pimiento verde.

Caldo de potasio

Un manojo de perejil
Un manojo de espinacas
4 o 5 zanahorias, sin hojas
2 tallos de apio

Comprima el perejil y las hojas de espinacas y páselos por la licuadora con las zanahorias y el apio.

Bronquitis

La bronquitis es la inflamación de las membranas mucosas de los conductos respiratorios (bronquios). Se caracteriza por escalofríos, malestar, dolores y constricción en el pecho (zona del esternón), tos continua, dificultades respiratorias y décimas de fiebre.

Recomendaciones generales

Se aconseja permanecer en cama e inhalar vahos. Es necesario beber gran cantidad de líquidos, incluidos zumos de verduras diluidos, sopas e infusiones. Colocar un paño caliente o una bolsa de agua caliente sobre el pecho cada media hora puede resultar beneficioso.

Modificaciones en la dieta

1. ***Siga la «Dieta de reforzamiento del sistema inmunológico» (p. 343).***
2. ***Limite el consumo de azúcar, incluido el de las frutas, a 50 gramos de hidratos de carbono simples.*** Los azúcares afectan al sistema inmunológico. Una pieza de fruta contiene 15 gramos; por lo tanto, no se debe comer más de tres piezas al día, sin endulzantes.
3. ***Limite el consumo de productos lácteos.*** La leche tiende a espesar el moco.
4. ***Incremente el consumo de líquidos.***
5. ***Un remedio popular aconseja añadir el zumo de dos limones y dos cucharadas pequeñas de miel a medio litro de infusión de linaza.*** Tome una cucharada pequeña de esta mezcla cada media hora durante los períodos críticos.

Nutrientes beneficiosos

☐ **La vitamina C** refuerza el sistema inmunológico y ayuda al cuerpo a combatir las infecciones.
☐ **Los bioflavonoides** potencian la absorción de vitamina C.
☐ **El beta-caroteno** fortalece el sistema inmunológico.
☐ **Las tabletas de cinc** refuerzan el sistema inmunológico.
☐ **La bromelaína** tiene propiedades antiinflamatorias.

Zumos beneficiosos

- ☐ Berza, perejil, pimiento verde y bróculi: fuentes de vitamina C.
- ☐ Tomate, perejil, pimiento morrón y limón: fuentes de bioflavonoides. (Véase en **Envejecimiento** una lista más extensa.)
- ☐ Zanahoria, berza, perejil y espinaca: fuentes de beta-caroteno.
- ☐ Raíz de jengibre, perejil, ajo y zanahoria: fuentes de cinc.
- ☐ Piña: única fuente de bromelaína.

Recetas de zumos recomendadas
Bronquitis

Ginger Mix

1 rodaja de raíz de jengibre de 1/2 cm aprox.
4 o 5 zanahorias, sin hojas
1/2 manzana, sin pepitas

Pase por la licuadora el jengibre junto con la manzana y las zanahorias.

Refresco de bromelaína

1/4 de piña, con corteza

Pase la piña por la licuadora.

Ensalada de hortalizas especial

3 ramitos de bróculi
1 diente de ajo
4 o 5 zanahorias, o 2 tomates
2 tallos de apio
1/2 pimiento verde

Pase el bróculi y el ajo por la licuadora con las zanahorias o los tomates. Añada a continuación el apio y el pimiento verde.

Batido energético

Un manojo de perejil
4 o 5 zanahorias, sin hojas
1 hojita de perejil para adornar

Comprima el perejil y páselo por la licuadora con las zanahorias. Adorne con la hojita de perejil.

Té de jengibre

1 rodaja de raíz de jengibre de unos 5 cm
1/4 de zumo de limón
1/2 litro de agua
Canela en rama, en trozos
4 o 5 clavos
Una pizca de nuez moscada o cardamomo

Vierta en un cazo el zumo obtenido del limón y el jengibre y añada el agua, la canela y los clavos. Deje cocer a fuego lento. Añada la nuez moscada o el cardamomo.

Ginger Fizz

1 rodaja de raíz de jengibre de 1/2 cm aprox.
1 manzana, sin pepitas
Agua mineral con gas

Pase por la licuadora el jengibre con la manzana. Vierta el zumo en un vaso con hielo picado y termine de llenarlo con el agua mineral.

Bursitis

La bursitis es la inflamación de una *bursa,* una pequeña bolsa o cavidad llena de fluido que se encuentra normalmente en las proximidades de una articulación. Se suele dar en las bolsas situadas entre las prominencias óseas y los músculos o los tendones, por ejemplo en el hombro o la rodilla. Esta enfermedad se caracteriza por síntomas de fuertes dolores en la articulación afectada, sobre todo al realizar movimientos. La capacidad motriz se reduce en gran medida. La bursitis puede ser consecuencia de lesiones, esfuerzos, infecciones o artritis. Si en la bolsa se producen depósitos de calcio, se puede convertir en un problema crónico.

Recomendaciones generales

Tras producirse una herida o torcedura, se debe comenzar inmediatamente un tratamiento. Siga las instrucciones siguientes:

– Mantenga en reposo la zona dolorida.

– Aplique hielo en la herida para evitar que sangre y se hinche.

– Comprima la zona afectada con una venda elástica para evitar que sangre y se hinche.

– Mantenga esa parte del cuerpo por encima de la altura del corazón para aumentar el drenaje de fluidos de la herida.

– La terapia física puede resultar eficaz, incluidos los tratamientos eléctricos de estimulación nerviosa transcutánea y los ultrasonidos. Tras superar la fase crítica, comience a hacer ejercicios de rehabilitación bajo asesoramiento. Consulte a su médico respecto a los tratamientos adecuados.

Modificaciones en la dieta

1. Siga la «Dieta básica» (p. 335).
2. Un remedio popular aconseja comer un aguacate todos los días hasta que remita el dolor.

Nutrientes beneficiosos

☐ **La vitamina B_{12}**, en forma de inyecciones intramusculares, alivió el dolor y produjo una reabsorción considerable de los depósitos de calcio, en una investigación realizada. Consulte a su médico acerca de las inyecciones y los complementos, ya que este nutriente no se puede obtener de los zumos.

☐ **La vitamina C** es importante para la prevención y curación de las heridas.

☐ **El beta-caroteno** es necesario para la cicatrización de heridas y la síntesis de colágeno, una proteína que forma el tejido conectivo.

☐ **La vitamina E** acelera la cicatrización de heridas.

☐ **Los bioflavonoides** son eficaces para estabilizar las estructuras de colágeno y para reducir la inflamación. La quercetina resulta especialmente eficaz.

☐ **El cinc** acelera la cicatrización de heridas.

☐ **La bromelaína,** la enzima de la piña, es un agente antiinflamatorio eficaz.

Zumos beneficiosos

☐ Berza, perejil, pimiento verde y bróculi: fuentes de vitamina C.

☐ Zanahoria, col rizada, berza y perejil: fuentes de beta-caroteno.

☐ Espinaca, espárrago y zanahoria: fuentes de vitamina E.

☐ Uvas, melón, limón y naranja (frutas sin piel pero con la parte blanca): fuentes de bioflavonoides. (Véase en **Envejecimiento** una lista más extensa.)

☐ Raíz de jengibre, perejil, ajo y zanahoria: fuentes de cinc.

☐ Piña: única fuente de bromelaína.

Recetas de zumos recomendadas
Bursitis

Cóctel de frutas

Un racimo grande de uvas
2 manzanas, sin pepitas
1 gajo de limón

Pase las uvas, las manzanas y el limón por la licuadora.

Extracto de berros

Un manojo de berros
4 o 5 zanahorias
3 rábanos

Comprima los berros y páselos por la licuadora junto con las zanahorias y los rábanos.

Batido de melón

2 rodajas de melón, con corteza

Corte el melón a trocitos y páselo por la licuadora.

Ginger Mix

1 rodaja de raíz de jengibre de 1/2 cm aprox.
4 o 5 zanahorias, sin hojas
1/2 manzana, sin pepitas

Pase por la licuadora el jengibre junto con la manzana y las zanahorias.

Ensalada de hortalizas especial

3 ramitos de bróculi
1 diente de ajo
4 o 5 zanahorias,
o 2 tomates
2 tallos de apio
1/2 pimiento verde

Pase el bróculi y el ajo por la licuadora con las zanahorias o los tomates. Añada a continuación el apio y el pimiento verde.

Delicia de naranja

2 o 3 naranjas peladas (sin quitar la parte blanca)
1/2 manzana, sin pepitas

Pase las naranjas y la manzana por la licuadora.

Caída del cabello (alopecia)

La alopecia es la caída parcial o total del cabello, por causas naturales o anormales, que puede aparecer en algunas zonas o en toda la cabeza como consecuencia de envejecimiento, cirugía, radiación, enfermedades graves, medicamentos, trastornos endocrinos como el hipotiroidismo, pérdida repentina de peso, deficiencia de vitaminas o minerales (sobre todo de hierro), consumo excesivo de complementos (por ejemplo de vitamina A y de niacina), dieta inadecuada, estrés, algunas formas de dermatitis, embarazo y factores hereditarios. Existen muchos tipos de alopecia. Por lo tanto, si comienza a perder grandes cantidades de pelo, quizá sea conveniente que consulte a su médico, para comprobar si dicha pérdida se debe a algún trastorno. Sin embargo, tenga en cuenta que es normal que se caigan entre cuarenta y ochenta pelos por día aproximadamente.

Recomendaciones generales

Algunas personas pierden pelo tras una enfermedad por una acumulación de aceites, células muertas y restos de medicamentos en los folículos capilares. Estos residuos pueden «asfixiar» el pelo y provocar su caída. Pida a su esteticista algún producto para eliminarlos del pelo y del cuero cabelludo. Con el fin de que crezca el pelo, se recomienda aclararlo con una infusión de salvia o con vinagre de manzana, así como dar masajes en el cuero cabelludo con un tónico de zumo de raíz de jengibre o de cayena y vodka (véanse recetas de tónicos al final de esta sección). Además, es conveniente tumbarse sobre una tabla inclinada entre quince y veinte minutos al día para activar el flujo sanguíneo en el cuero cabelludo. Los masajes diarios en esta zona también favorecen la circulación. Para estimular el crecimiento del pelo, haga una infusión con cola de caballo, nébeda y abrótano, y aclárese el pelo con ella. Utilice sólo productos naturales; no aplique nunca productos químicos fuertes en el cabello.

Pero estimular este crecimiento a través de una nutrición adecuada es incluso más importante que el tratamiento externo del pelo y del cuero cabelludo. Las vitaminas, los minerales, los aminoácidos y otros nutrientes proporcionan las materias crudas con las que se forma el cabello. Es posible que necesite realizar algunos cambios en su dieta para obtener resultados positivos.

Modificaciones en la dieta

1. Siga la «Dieta básica» (p. 335).
2. Consuma abundantes cantidades de alimentos ricos en L-cisteína y L-metionina (aminoácidos que contienen azufre), que se encuentran en los productos animales (los huevos son la mejor fuente), las legumbres y la col. En la piel, el pelo y las uñas se hallan algunas de las proteínas más rígidas del organismo, con un alto contenido de azufre. Sin embargo, debe tomar proteínas animales con moderación. Una ración de entre 100 y 150 g es más que suficiente, aunque se

debe tener en cuenta el peso de cada persona. Según la medicina oriental, si se come demasiada carne el pelo se cae. Y puede ser verdad.

3. *Coma menos dulces.* La medicina oriental también afirma que si se toma demasiado azúcar –sobre todo de frutas (fructosa)– puede aparecer calvicie a los lados de la frente. En el ejercicio de su profesión, Cherie ha comprobado que el azúcar suele provocar la caída del cabello y que, tras eliminar el azúcar de la dieta de algunas personas, el proceso se detiene o se produce una recuperación parcial.

4. *Consuma alimentos ricos en vitaminas B, sobre todo en colina, inositol y ácido paraminobenzoico.* La colina se encuentra en huevos, germen de trigo, legumbres (judías, guisantes secos y lentejas), harina de avena y arroz integral. La lecitina, el germen de trigo, el salvado de arroz, el trigo integral y las legumbres son excelentes fuentes de inositol. El ácido paraaminobenzoico se encuentra en champiñones, col, semillas de girasol, germen de trigo, avena, espinacas y huevos.

5. *Asegúrese de que su dieta contiene abundantes cantidades de ácidos grasos esenciales.* Coma pescado dos o tres veces por semana (cocínelo con poca grasa). Si tiene el pelo seco y frágil, puede mejorar su textura tomando complementos de aceite de onagra o de aceite de linaza prensado en frío o de primera presión (compre aceite de linaza que se haya mantenido refrigerado y en botellas opacas).

Nutrientes beneficiosos

☐ **El complejo de vitaminas B** es esencial para la salud y el crecimiento del pelo.

☐ **La vitamina C** ayuda a estimular la circulación en el cuero cabelludo.

☐ **La vitamina E** mejora la salud del pelo y estimula su crecimiento.

Zumos beneficiosos

☐ Vegetales de hojas verdes: fuentes de vitaminas B.
☐ Berza, perejil, pimiento verde y bróculi: fuentes de vitamina C.
☐ Espinaca, espárrago y zanahoria: fuentes de vitamina E.
☐ Alfalfa: ayuda a estimular el crecimiento del pelo.
☐ Zumo de jengibre: utilizado de forma tradicional para estimular la circulación en el cuero cabelludo.

Recetas de zumos recomendadas
Caída del cabello

Cóctel para el cabello

2 hojas de lechuga
Un manojo de brotes de alfalfa
4 o 5 zanahorias, sin hojas

Comprima la lechuga y la alfalfa y páselas por la licuadora junto con las zanahorias.

Cóctel supervegetal

1/2 puñado de perejil
Un puñado de berros
4 zanahorias, sin hojas
3 tallos de apio
1/2 taza de hinojo picado
1/2 manzana, sin pepitas

Comprima el perejil y los berros y páselos por la licuadora junto con las zanahorias, el apio, el hinojo y la manzana.

Ginger Mix

1 rodaja de raíz de jengibre de 1/2 cm aprox.
4 o 5 zanahorias, sin hojas
1/2 manzana, sin pepitas

Pase por la licuadora el jengibre junto con la manzana y las zanahorias.

Caldo de potasio

Un manojo de perejil
Un manojo de espinacas
4 o 5 zanahorias, sin hojas
2 tallos de apio

Comprima el perejil y las hojas de espinacas y páselos por la licuadora con las zanahorias y el apio.

Sorpresa verde

1 hoja grande de berza
2 o 3 manzanas verdes, sin pepitas
Corteza de lima para adornar

Comprima la hoja de berza y pásela por la licuadora junto con las manzanas. Adorne con la corteza de lima. La sorpresa consiste en que no notará el sabor de la berza.

Tónicos capilares

Tónico de jengibre

1 trozo de raíz de jengibre de 3 o 4 cm

Licúe el jengibre y, tras verter el zumo sobre la cabeza, dése un masaje en el cuero cabelludo. Deje secar durante diez o quince minutos y después aplique el champú. El zumo de raíz de jengibre es un antiguo remedio naturista para estimular la circulación en el cuero cabelludo. Notará una sensación de hormigueo, como si le fueran a crecer cuernos.

Tónico de cayena

125 g de pimienta de cayena
1/2 litro de vodka de 100°

Mezcle la cayena con el vodka y deje reposar durante dos semanas (se debe agitar varias veces). Después cuele la mezcla hasta que no quede pimienta en el líquido (para ello puede utilizar una media de nailon). No beba el líquido así obtenido. Aplíqueselo todos los días en las zonas calvas o con poco pelo del cuero cabelludo. En cinco o seis semanas el pelo debe comenzar a crecer. (Este remedio no sirve para la calvicie hereditaria.)

Calambres

Véase **Calambres musculares** y **problemas menstruales**.

Calambres musculares

Los calambres musculares son contracciones involuntarias y dolorosas que se producen por un desequilibrio de electrólitos (sodio, potasio, calcio o magnesio), por falta de agua o por una afluencia insuficiente de sangre al músculo. Pueden tener su origen en un exceso de ejercicio, cualquier irritación muscular que produzca dolor, temperaturas muy bajas o deshidratación. El dolor llega hasta la médula espinal, que responde enviando a su vez impulsos que causan más dolor, y de este modo se crea un círculo vicioso.

Recomendaciones generales

Aplicar calor al músculo afectado suele producir alivio de forma inmediata. Si tiene tendencia a sufrir calambres nocturnos en los pies, le aconsejamos que se ponga unos calcetines al acostarse o bien que caliente la cama antes de ir a dormir.

Modificaciones en la dieta

1. Siga la «Dieta básica» (p. 335).
2. Adopte la costumbre de tomar más agua o zumos. El agua es un nutriente esencial del que nos olvidamos con frecuencia. Los calambres musculares que se producen tras realizar algún tipo de ejercicio en días de calor se deben en muchos casos a una deshidratación. Siempre que sude, beba simplemente agua o uno de los zumos que se recomiendan en esta sección. Cuando tome zumos de frutas y verduras para mitigar calambres o tras hacer ejercicio, dilúyalos con agua.
3. Reduzca o elimine el consumo de bebidas que contengan cafeína, como el café, el té y algunos refrescos. Pueden causar una deshidratación al aumentar la producción de orina.

Nutrientes beneficiosos

☐ **El sodio** ayuda a mantener el equilibrio químico del cuerpo.
☐ **El potasio** ayuda a mantener el equilibrio químico corporal.
☐ **El calcio** ayuda a mantener el equilibrio químico del cuerpo.
☐ **El magnesio** ayuda a mantener el equilibrio químico del cuerpo.
☐ **La vitamina E** alivia el dolor que producen los calambres nocturnos en piernas y pies, los calambres rectales, los de los músculos abdominales y los que aparecen tras realizar un ejercicio fuerte.
☐ **La vitamina C** ayuda a mejorar la circulación.

□ **El complejo de vitaminas B** ayuda a mejorar la circulación. Para tomarlo como complemento consulte a su médico, ya que los zumos no contienen una cantidad suficiente de estas vitaminas.

Zumos beneficiosos

□ Apio, zanahoria y hojas de remolacha: fuentes de sodio.
□ Acelga, berza y zanahoria: fuentes de potasio.
□ Berza, col rizada y berro: fuentes de calcio.
□ Col rizada y perejil: fuentes de magnesio.
□ Espárrago, zanahoria y espinaca: fuentes de vitamina E.
□ Pimiento rojo y col rizada: fuentes de vitamina C.

Recetas de zumos recomendadas
Calambres musculares

Ponche de verano

Un racimo grande de uvas blancas
1/2 lima
2 tallos de apio
Agua

Haga un zumo con las uvas, la lima y el apio y mézclelo con una cantidad equivalente de agua.

Tónico mineral

Un manojo de perejil
2 hojas de nabo
1 hoja de berza
4 o 5 zanahorias, sin hojas

Enrolle el perejil en las hojas de nabo y berza y páselos por la licuadora con las zanahorias.

Brisa de verano

1 naranja pelada (sin quitar la parte blanca)
Un racimo mediano de uvas blancas
2 tacitas de sandía, en trocitos y con corteza
1 hojita de menta para adornar

Pase la naranja, las uvas y la sandía por la licuadora. Vierta el zumo en un vaso alto con hielo picado y adorne con la hojita de menta.

Crema dulce de magnesio

1/2 kg de moras
1 plátano maduro
50 g de tofu (queso de soja)
1 cucharada de levadura de cerveza

Licúe las moras, vierta el zumo, junto con el plátano, el tofu y la levadura, en una batidora y mézclelo hasta obtener una pasta fina. Adorne con unas moras. Tómelo una hora antes de acostarse.

Aperitivo de magnesio

1 diente de ajo
Un puñadito de perejil
4 o 5 zanahorias, sin hojas
2 tallos de apio
1 hojita de perejil para adornar

Envuelva el ajo con el perejil y páselos por la licuadora junto con las zanahorias y el apio. Vierta el zumo en un vaso y adorne con la hojita de perejil.

Refresco de pepino

1 tomate
1 pepino
2 tallos de apio
1 hojita de perejil para adornar

Vierta el zumo del tomate en una bandeja para cubitos de hielo y métala en el congelador. Licúe el pepino y el apio. Vierta el zumo en un vaso alto, añada los cubitos de tomate y adorne con la hojita de perejil.

Delicia de menta

Un puñadito de menta
1 manzana verde, sin pepitas
1 kiwi en su punto, pelado
1 hojita de menta para adornar

Comprima la menta y pásela por la licuadora junto con la manzana y el kiwi. Vierta el zumo en un vaso de los de vino y adorne con la hojita de menta.

Calvicie

Véase **Caída del cabello.**

Cáncer

El término «cáncer» se refiere a cualquiera de los diferentes tipos de tumores malignos y a las enfermedades derivadas de ellos. El cáncer se produce cuando una célula o grupo de células se escapa al control homeostático –estado de equilibrio de las constantes biológicas– y se reproduce de forma arbitraria, con unas pautas de crecimiento anormales. Se ha comprobado que los factores como la dieta, la tensión, los carcinógenos químicos, las radiaciones ionizantes, los virus, las hormonas, la herencia y la irritación crónica tienen una relación directa con el cáncer. Los investigadores estiman que entre el 80 % y el 90 % de los casos de cáncer están asociados con el medio ambiente. En esa amplia categoría de medio ambiente, incluyen la dieta como factor principal.

Recomendaciones generales

Dada la seriedad y complejidad de esta enfermedad, en este libro no se pretende abarcar todas las recomendaciones en cuanto a dieta para el cáncer. Se darán unos consejos generales respecto a las modificaciones de la dieta y a los nutrientes con efectos terapéuticos.

Si tiene cáncer, le aconsejamos que realice cambios drásticos en su dieta. Existe la creencia de que, una vez que se padece esta enfermedad, se puede hacer poco desde el punto de vista de la nutrición para combatirla. Sin embargo, las investigaciones y la experiencia clínica están en desacuerdo con esta postura. Sabemos que, ante una enfermedad, es necesario aumentar el suministro de nutrientes para hacer posible la recuperación. Es muy difícil que haya una curación si se sigue una dieta basada en postres gelatinosos (con abundante azúcar e ingredientes artificiales), palitos de pescado (con grasas saturadas), batidos (con grandes cantidades de azúcar y grasas) o cualquiera de los demás alimentos escasos en nutrientes que son cada vez más frecuentes en la dieta occidental. Como nutricionista en un centro médico, Cherie ha visto a muchos pacientes de cáncer que se tomaron a la ligera las modificaciones en la dieta, y como consecuencia de ello la salud de esas personas se resintió. Le recomendamos que, desde este momento, haga de la nutrición un estilo de vida. No tiene nada que perder, excepto, quizá, alimentos basura ricos en grasas.

Tenga en cuenta que la quimioterapia, la radiación y la cirugía pueden debilitar el sistema inmunológico, al igual que el propio cáncer. Cuando este sistema se debilita, aumenta el riesgo de padecer candidiasis, una infección producida por un hongo que se presenta en forma de levadura y que debilita aún más las defensas. Para más detalles, consulte la sección **Candidiasis**, y póngase en manos de un médico. Con las defensas adecuadas su cuerpo podrá combatir el cáncer. La recuperación es posible tan sólo con un sistema inmunológico fuerte.

Para prevenir el cáncer, los cambios en la dieta son imprescindibles. Nuestras pautas alimentarias contribuyen a causar las enfermedades más frecuentes en los países desarrollados, entre ellas el cáncer. Un gran número de investigaciones ha demostrado que una buena dieta, más que ningún otro factor, puede protegernos de esta enfermedad. Por ejemplo, se ha comprobado que el beta-caroteno previene el cáncer, debido a que destruye los radicales libres y evita la producción de nuevas células cancerígenas. El beta-caroteno se encuentra en las frutas y verduras de color amarillo oscuro, verde o rojo y es convertido por el organismo en la forma de vitamina A que el cuerpo necesita. Pero quizá sea imposible que podamos consumir la cantidad suficiente de alimentos que contienen beta-caroteno. Por otro lado, cuando soportamos alguna tensión, la dieta es aún más inadecuada, porque nuestras necesidades en cuanto a nutrientes aumentan. En ese caso es aconsejable tomar complementos. Beber medio litro de zumo de zanahoria diario puede ser la mejor protección contra el cáncer.

Modificaciones en la dieta

1. Siga la «Dieta de reforzamiento del sistema inmunológico» (p. 343).

2. Evite sobre todo los alimentos asociados con el cáncer. Entre estos alimentos se cuentan aceites vegetales hidrogenados (incluida la margarina), todo tipo de azúcares, la cafeína, la leche y los productos lácteos (excepto una pequeña cantidad de yogur natural), las proteínas animales (excepto un poco de pescado de vez en cuando), los aditivos alimentarios, los cacahuetes y la mantequilla de cacahuete, y las bebidas alcohólicas, así como los alimentos fritos, ahumados y a la parrilla.

3. Tome abundantes cantidades de zumos de verduras frescas para suministrar a su organismo alimentos ricos en nutrientes.

4. Coma una ración diaria de verduras de la familia de las crucíferas. Aquí se incluyen las coles de Bruselas, la col, el bróculi, la coliflor, la berza y los nabos. Las crucíferas contienen unas sustancias conocidas como glucosinolatos, que ayudan al cuerpo a neutralizar y eliminar determinados agentes cancerígenos.

5. Consuma aceites de pescado y otros aceites ricos en ácidos grasos omega-3. El aceite que contiene mayor cantidad de este nutriente es el de linaza, prensado en frío o de primera presión. (Pero sólo si ha sido mantenido en un refrigerador y en botellas opacas.) Algunos estudios han demostrado que estos aceites reducen el ritmo de propagación de los tumores de pecho.

6. Consuma abundantes cantidades de raíz de jengibre, ajo y cebolla, que, según las investigaciones, tienen propiedades anticancerígenas.

7. Incluya en su dieta un ayuno depurativo a base de zumos. (Véase p. 350 para más información.)

Nutrientes beneficiosos

☐ **El beta-caroteno** es un antioxidante que puede disminuir el ritmo de producción de nuevas células cancerígenas.

☐ **La vitamina C** es un antioxidante que convierte los radicales libres en residuos inocuos, y se dice que desintoxica las sustancias cancerígenas.

☐ **La vitamina E** es un antioxidante que destruye los radicales libres. Según los estudios, impide la extensión del tumor y activa el efecto de los medicamentos citotóxicos (medicamentos que bloquean el crecimiento de las células del organismo), por lo que permite reducir las dosis de estas sustancias.

☐ **El selenio** es uno de los antioxidantes que protege las membranas de las células y refuerza el sistema inmunológico, por lo que puede impedir el desarrollo del cáncer.

☐ **El calcio, el potasio y el cromo** son beneficiosos, porque en casos de deficiencia están asociados a una serie de tipos de cáncer.

Zumos beneficiosos

☐ Zanahoria, col rizada, berza, perejil y espinaca: fuentes de beta-caroteno.
☐ Berza, perejil, pimiento verde y bróculi: fuentes de vitamina C.
☐ Espinaca, espárrago y zanahoria: fuentes de vitamina E.
☐ Acelga, nabo, ajo y naranja: fuentes de selenio.
☐ Col rizada, hojas de nabo, berza, perejil, hojas de diente de león, berro y hojas de remolacha: fuentes de calcio.
☐ Perejil, acelga, ajo y espinaca: fuentes de potasio.
☐ Patata, pimiento verde, manzana y espinaca: fuentes de cromo.

Recetas de zumos recomendadas
Cáncer

Ginger Mix

1 rodaja de raíz de jengibre de 1/2 cm aprox.
4 o 5 zanahorias, sin hojas
1/2 manzana, sin pepitas

Pase por la licuadora el jengibre junto con la manzana y las zanahorias.

Ensalada de hortalizas especial

3 ramitos de bróculi
1 diente de ajo
4 o 5 zanahorias,
o 2 tomates
2 tallos de apio
1/2 pimiento verde

Pase el bróculi y el ajo por la licuadora con las zanahorias o los tomates. Añada a continuación el apio y el pimiento verde.

Caldo de potasio

Un manojo de perejil
Un manojo de espinacas
4 o 5 zanahorias, sin hojas
2 tallos de apio

Comprima el perejil y las hojas de espinacas y páselos por la licuadora con las zanahorias y el apio.

Cóctel depurativo de Cherie

1 rodaja de raíz de jengibre de 1/2 cm aprox.
1 remolacha
1/2 manzana, sin pepitas
4 zanahorias, sin hojas

Pase el jengibre, la remolacha y la manzana, junto con las zanahorias por la licuadora.

Combinado de ajo

Un manojo de perejil
1 diente de ajo
4 o 5 zanahorias, sin hojas
2 tallos de apio

Comprima el perejil y páselo por la licuadora con el ajo, las zanahorias y el apio.

Batido de melón

2 rodajas de melón, con corteza

Corte el melón a trocitos y páselo por la licuadora.

Combinado alcalino

1/4 de col o lombarda
3 tallos de apio

Pase la col y el apio por la licuadora.

Cóctel de clorofila

3 hojas de remolacha
Un puñado de perejil
Un manojo de espinacas
4 zanahorias, sin hojas
1/2 manzana, sin pepitas

Comprima las hojas de remolacha, el perejil y las espinacas y páselos por la licuadora junto con las zanahorias y la manzana.

Cóctel rico en calcio

3 hojas de berza
Un puñadito de perejil
4 o 5 zanahorias, sin hojas
1/2 manzana, sin pepitas

Comprima el perejil y la berza y páselos por la licuadora junto con las zanahorias y la manzana.

Candidiasis

La candidiasis es una infección producida por cualquiera de las especies de *Candida* (la más común es la *Candida albicans*), un hongo en forma de levadura. Puede afectar a cualquiera de los sistemas del cuerpo, pero sobre todo al gastrointestinal, nervioso, endocrino e inmunológico. Se caracteriza por síntomas de fatiga crónica, disminución de la energía, pérdida de apetito sexual y malestar. Los síntomas relacionados con el sistema gastrointestinal incluyen hinchazón, gases, calambres intestinales, picores en el recto, alteración de las funciones intestinales y aftas (manchas blancas en la lengua); los del sistema nervioso, depresión, poca memoria, irritabilidad e incapacidad de concentración; los del sistema genitourinario, infecciones vaginales por hongos y frecuentes infecciones de vejiga; los del sistema endocrino, síndrome premenstrual y otros problemas menstruales; y los del sistema inmunológico, disminución de las defensas, alergias y sensibilidad a los productos químicos.

Este hongo se suele desarrollar por abuso de antibióticos: los antibióticos matan las bacterias dañinas y las beneficiosas, como las que controlan la *Candida.* También puede aparecer por causa de otros medicamentos, como los anticonceptivos orales, los antiulcerosos y los corticosteroides, por trastornos digestivos o por un consumo excesivo de azúcar. Si sospecha que tiene *Candida,* acuda a su médico para que, mediante un cultivo de heces o un análisis de sangre, determine el desarrollo de este hongo y el nivel de los anticuerpos disponibles, respectivamente.

Recomendaciones generales

Las secreciones digestivas, como el ácido clorhídrico, las enzimas pancreáticas y la bilis ayudan a prevenir el crecimiento de *Candida.* Es importante averiguar si el nivel de estas sustancias es bajo y corregir cualquier deficiencia con complementos de hidroclorato de betaína, enzimas pancreáticas y sustancias que aumenten el fluido de bilis. Los naturópatas tienen excelentes recursos para este tipo de tratamiento.

Su hígado puede ser la clave para combatir la *Candida albicans.* Las investigaciones con animales han demostrado que un mal funcionamiento del hígado potencia el desarrollo de este hongo. Además, produce un tipo de alcohol que puede hacer que los enfermos se sientan siempre «con resaca». Esto causa una tensión en el hígado, que debe desintoxicar el alcohol de forma continua. Cuando el hígado está sobrecargado de toxinas, no puede filtrar la sangre de forma correcta. Este problema se agrava cuando se intenta destruir la *Candida,* debido a que las toxinas adicionales penetran en el flujo sanguíneo. Por lo tanto, el cuidado y la limpieza del hígado es una parte esencial en el tratamiento de la *Candida.*

Aunque en este libro no se pretende detallar un tratamiento completo para la candidiasis, se ofrecen algunas pautas en cuanto a dietas y nutrición. Tras leer las recomendaciones de dietas puede pensar que no le queda nada que comer. También Cherie lo creía al principio. Pero los alimentos que sí puede comer ofrecen múltiples posibilidades.

Cuando se libre de la *Candida* es aconsejable que no vuelva a sus antiguos hábitos alimentarios. Hay muchas posibilidades de que los hongos ataquen de nuevo. Cherie intentó más de una vez comer comidas rápidas, e incluso hidratos de carbono, y comprobó de forma desagradable que la dieta anticándida que se detalla a continuación es también la mejor para la prevención de esta enfermedad.

Modificaciones en la dieta

1. Evite los azúcares refinados, incluidas la sacarosa y la fructosa. Los azúcares debilitan el sistema inmunológico. Y, para la *Candida,* los dulces son una auténtica delicia. Si quiere recuperarse, no puede alimentarla, lo cual implica que debe suprimir los dulces y reducir todos los hidratos de carbono. Por otro lado, tenga cuidado con los postres en cuyo envoltorio conste «sin azúcar». Suelen contener fructosa u otros endulzantes. Además, no se debe comer ningún otro dulce, incluidos los zumos de frutas concentrados, la miel, la melaza, el jarabe de arce, el jarabe de cebada malteado y los zumos de frutas. Eso es: ningún zumo de frutas. También se deben evitar todas las frutas secas, porque contienen azúcar y moho. Tendrá que dejar de ser goloso. Pero no se desespere, porque obtendrá su recompensa: la salud.

2. Reduzca a una ración diaria el consumo de tan sólo las siguientes frutas frescas: manzanas, arándanos y otras bayas, cerezas y peras. Puede añadir una parte de la ración de fruta permitida a las recetas de zumos. Por ejemplo, puede utilizar unas cuantas rodajas de piña para endulzar los zumos de verduras. Pero no olvide sustraer esa cantidad de la ración que comería ese día.

3. Evite todos los zumos envasados o congelados. Los zumos de verduras deben ser frescos, ya que la mayoría de los zumos envasados y congelados contienen ácido cítrico, un derivado de la levadura, que puede causar reacciones.

4. ***Evite la leche y los productos lácteos, excepto la mantequilla y una ración pequeña de yogur natural (aproximadamente medio vaso por día).*** Recuerde que los azúcares de la leche, así como el resto, potencian el desarrollo de levaduras. (Para el suministro de calcio, véase «Refresco de calcio» al final de esta sección.)

5. ***No tome más de una ración de trigo, avena, centeno, cebada, maíz, arroz, patatas y mijo en cada comida.*** En total no debe consumir más de cuatro o cinco raciones diarias. Además, los cereales deben ser integrales.

6. ***Limite la ingesta de levaduras y mohos, que se encuentran en panes, bollos y en la mayoría de las galletitas saladas.*** Puede comprar pan sin levadura en tiendas de productos dietéticos. La cerveza, el vino y otras bebidas alcohólicas también contienen levadura, al igual que las salsas para ensaladas, vinagres, escabeches, *choucroute* (col blanca fermentada), condimentos, aceitunas verdes, sopas elaboradas, patatas fritas y frutos secos tostados. También muchos complementos de vitaminas y minerales contienen levaduras. Consuma sólo aquellos en los que conste «sin levadura».

7. ***Evite las carnes, pescados y aves adobados, ahumados y secos.*** Aquí están incluidos salmón ahumado, ostras, sardinas, perritos calientes, salchichón, carnes en conserva, jamón, tocino y pastrami.

8. ***Evite los cacahuetes y la mantequilla de cacahuete; contienen grandes cantidades de aflatoxinas, un moho cancerígeno.***

9. ***Se pueden consumir cantidades abundantes de todas las verduras (excepto las que se indican), legumbres, pescado, aves, carnes magras, semillas y frutos secos.*** Lave las verduras con un jabón biodegradable y aclárelas bien antes de comerlas.

10. ***Como aperitivo, coma semillas, frutos secos y mantequillas de estos frutos (excepto la de cacahuete).***

11. ***Incluya abundantes cantidades de ajo en su dieta.*** El ajo tiene excelentes propiedades antifúngicas.

12. Utilice en sus comidas jengibre, canela, tomillo y romero; contienen agentes anticandida muy eficaces.
13. Evite las infusiones de hierbas, ya que contienen moho, pero tome té Pau d'arco. Este té tiene efectos anticandida eficaces.
14. Limpie su hígado con la «Dieta de depuración hepática en siete días» (p. 364). Sin embargo, debe suprimir todas las frutas.

Nutrientes beneficiosos

☐ **La vitamina B_6** es necesaria para la producción de ácido clorhídrico y ayuda a reforzar las defensas.
☐ **El selenio** protege el sistema inmunológico.
☐ **El hierro** es necesario para la producción de energía y para reforzar el sistema inmunológico.
☐ **El cinc** mejora el sistema inmunológico y protege el hígado.
☐ **El lactobacilo acidófilo** ayuda a restablecer las bacterias intestinales beneficiosas. Hable con su médico para que le proporcione este complemento, ya que no se encuentra en los zumos.
☐ **Los complementos de fibra (el guar, las pectinas y las semillas de zaragatona)** facilitan la eliminación y el buen funcionamiento de los intestinos.

Zumos beneficiosos

☐ Berza, espinaca y hojas de nabo: fuentes de vitamina B_6.
☐ Acelgas, nabo, ajo y rábano: fuentes de selenio.
☐ Perejil, hojas de remolacha, hojas de diente de león y bróculi: fuentes de hierro.
☐ Raíz de jengibre, perejil, ajo y zanahoria: fuentes de cinc.

Recetas de zumos recomendadas
Candidiasis

Ginger Mix

1 rodaja de raíz de jengibre de 1/2 cm aprox.
4 o 5 zanahorias, sin hojas
1/2 manzana, sin pepitas

Pase por la licuadora el jengibre junto con la manzana y las zanahorias.

Ensalada de hortalizas especial

3 ramitos de bróculi
1 diente de ajo
4 o 5 zanahorias,
o 2 tomates
2 tallos de apio
1/2 pimiento verde

Pase el bróculi y el ajo por la licuadora con las zanahorias o los tomates. Añada a continuación el apio y el pimiento verde.

Caldo de potasio

Un manojo de perejil
Un manojo de espinacas
4 o 5 zanahorias, sin hojas
2 tallos de apio

Comprima el perejil y las hojas de espinacas y páselos por la licuadora con las zanahorias y el apio.

Inmunizador natural

Un puñado de perejil
1 diente de ajo
5 zanahorias, sin hojas
3 tallos de apio

Comprima el perejil y páselo por la licuadora con el ajo, las zanahorias y el apio.

Cóctel depurativo de Cherie

1 rodaja de raíz de jengibre de 1/2 cm aprox.
1 remolacha
1/2 manzana, sin pepitas
4 zanahorias, sin hojas

Pase el jengibre, la remolacha y la manzana, junto con las zanahorias, por la licuadora.

Batido energético

Un manojo de perejil
4 o 5 zanahorias, sin hojas
1 hojita de perejil para adornar

Comprima el perejil y páselo por la licuadora con las zanahorias. Adorne con la hojita de perejil.

Combinado digestivo

Un manojo de espinacas
4 o 5 zanahorias, sin hojas

Comprima las espinacas y páselas por la licuadora junto con las zanahorias.

Refresco de calcio

3 hojas de berza
Un manojito de perejil
4 o 5 zanahorias, sin hojas

Comprima las hojas de berza y el perejil y páselos por la licuadora con las zanahorias.

Cataratas

Una catarata es una capa nebulosa u opaca en el cristalino del ojo, en su cápsula, o en ambos. Se caracteriza por una pérdida gradual de la visión. Las cataratas pueden ser consecuencia de enfermedades oculares, cirugía, heridas, enfermedades sistémicas, exposición a luz ultravioleta o a radiación, toxinas, enfermedades hereditarias y envejecimiento.

Las cataratas se forman debido a la incapacidad para mantener concentraciones normales de sodio, potasio y calcio en el interior del cristalino. Al parecer, la bomba celular que impele sodio y expele potasio deja de funcionar de forma correcta. Este problema se debe en muchos casos al daño que los radicales libres producen a una parte de las proteínas que contienen azufre, a las enzimas y a las membranas celulares del cristalino, donde se encuentra la bomba de sodio y potasio. El efecto de los radicales libres puede estar causado por exposición a rayos ultravioleta y a bajos niveles de radiación de los rayos X.

Recomendaciones generales

El desarrollo de las cataratas se puede detener si se tratan en una fase poco avanzada. Si sospecha que tiene cataratas, acuda a un oftalmólogo inmediatamente. Por otro lado, la dieta puede ser de gran ayuda.

El extracto de arándano es rico en bioflavonoides y ayuda a eliminar las sustancias químicas de la retina del ojo.

La mezcla de hierbas china llamada *hachimijiogan* se utiliza para aumentar los niveles de glutatión en el cristalino. Este remedio se usa en China y Japón para tratar las cataratas y da buenos resultados.

Evite la luz brillante y el contacto directo con la luz del sol; utilice gafas de sol siempre que salga.

Modificaciones en la dieta

1. ***Aumente el consumo de legumbres –judías, lentejas y guisantes secos–, alimentos ricos en aminoácidos que contienen azufre.***
2. ***Consuma abundantes cantidades de frutas y verduras de color verde, rojo y amarillo, y sus zumos.*** Estos alimentos tienen un contenido alto en vitamina C y carotenoides, como el beta-caroteno, y destruyen los radicales libres.
3. ***Incremente el consumo de semillas (girasol), frutos secos (almendras), cereales integrales, germen de trigo y aceite de germen de trigo.*** Estos alimentos son excelentes fuentes de vitamina E, un antioxidante eficaz.
4. ***Un remedio popular aconseja tomar 6 centilitros de zumo de judías verdes tres veces al día.*** (Tendrá que mezclarlo con zumos de sabor más suave, como los de zanahoria o tomate.)
5. ***Evite los alimentos que generan los radicales libres, incluidos los alimentos fritos, ahumados y a la parrilla, así como los alimentos rancios.***
6. ***Se recomienda seguir una dieta de depuración para ayudar a limpiar el organismo de metales pesados.*** (Véase «Dietas de depuración», p. 349.) Puede ser de gran ayuda, ya que se ha demostrado que los niveles de metales pesados como el cadmio son mucho más altos en el cristalino de un paciente con cataratas que en un cristalino normal.

Nutrientes beneficiosos

□ **El beta-caroteno** es un antioxidante que protege el cristalino del ojo de los daños producidos por la luz.

☐ **La vitamina B_1** es un nutriente importante para el metabolismo ocular.

☐ **La vitamina B_2** es beneficiosa, porque en casos de deficiencia está relacionada con las cataratas. Sin embargo, las investigaciones han demostrado que, una vez formada la catarata, la vitamina B_2 puede ser perjudicial debido a que interactúa con la luz y el oxígeno para formar radicales peroxidantes. Las personas con cataratas no deben tomar más de 10 miligramos de complemento de esta vitamina. (Esto no incluye la vitamina B_2 que contienen los alimentos.)

☐ **La vitamina C** es un antioxidante que detiene el desarrollo de las cataratas. Existen pruebas de que disminuye la presión intraocular.

☐ **La vitamina E** es un antioxidante que protege los ojos de la acción de los radicales libres.

☐ **El selenio** es un antioxidante que ayuda a prevenir el daño que producen los radicales libres. Las deficiencias de este nutriente se asocian con la formación de cataratas.

☐ **El cobre, el manganeso y el cinc** resultan eficaces para detener el desarrollo de las cataratas.

☐ **El glutatión** es una enzima y un antioxidante que protege el cristalino del daño producido por los radicales libres.

Zumos beneficiosos

☐ Zanahoria, berza, perejil y espinaca: fuentes de beta-caroteno.

☐ Ajo: una fuente de vitamina B_1 muy «jugosa».

☐ Espinaca, grosella, espárrago, bróculi y coles de Bruselas: fuentes de vitamina B_2.

☐ Berza, perejil, pimiento verde y bróculi: fuentes de vitamina C.

☐ Espinaca, espárrago y zanahoria: fuentes de vitamina E.

☐ Acelga, nabo, ajo y naranja: fuentes de selenio.

☐ Zanahoria, ajo y raíz de jengibre: fuentes de cobre.

☐ Espinaca, hojas de nabo, hojas de remolacha y zanahoria: fuentes de manganeso.

☐ Raíz de jengibre, perejil, ajo y zanahoria: fuentes de cinc.

Recetas de zumos recomendadas
Cataratas

Combinado terapéutico para la vista

2 hojas de endivias
Un manojo de perejil
4 o 5 zanahorias, sin hojas
2 tallos de apio

Comprima las endivias y el perejil y páselos por la licuadora con las zanahorias y el apio.

Tónico mineral

Un manojo de perejil
2 hojas de nabo
1 hoja de berza
4 o 5 zanahorias, sin hojas

Enrolle el perejil en las hojas de nabo y berza y páselos por la licuadora con las zanahorias.

Ensalada de hortalizas especial

3 ramitos de bróculi
1 diente de ajo
4 o 5 zanahorias,
o 2 tomates
2 tallos de apio
1/2 pimiento verde

Pase el bróculi y el ajo por la licuadora con las zanahorias o los tomates. Añada a continuación el apio y el pimiento verde.

Sopa de hortalizas

2 o 3 dientes de ajo
1 hoja de berza
1 tomate grande
2 tallos de apio
1 hoja de col rizada, picada
1 cucharada de costrones

Envuelva el ajo con la hoja de berza y páselos por la licuadora junto con el tomate y el apio. Vierta el zumo en un cazo, añada la col rizada picada y caliéntelo suavemente. Adorne con los costrones.

Ginger Fizz

1 rodaja de raíz de jengibre de 1/2 cm aprox.
1 manzana, sin pepitas
Agua mineral con gas

Pase por la licuadora el jengibre con la manzana. Vierta el zumo en un vaso con hielo picado y termine de llenarlo con el agua mineral.

Ginger Mix

1 rodaja de raíz de jengibre de 1/2 cm aprox.
4 o 5 zanahorias sin hojas
1/2 manzana, sin pepitas

Pase por la licuadora el jengibre junto con la manzana y las zanahorias.

Celulitis

La celulitis es un trastorno estético que se caracteriza por la aparición de «piel de naranja»: bultos, nódulos, hendiduras y deformación de la piel. Afecta sobre todo a las mujeres. Algunos de los síntomas asociados con la celulitis son sensación de tirantez, molestias y pesadez en las zonas afectadas. Se da con mayor frecuencia en los muslos.

Recomendaciones generales

Una buena noticia es que la celulitis puede desaparecer en gran medida. El consejo más obvio es que se debe perder peso. (Véase «Dietas de adelgazamiento», p. 371.) Las mujeres delgadas y atléticas son las que tienen menos celulitis. Sin embargo, el adelgazamiento debe ser progresivo, en especial en las mujeres mayores de cuarenta años. Un adelgazamiento rápido en esos casos puede pronunciar aún más la piel de naranja. Por otro lado, el ejercicio es muy importante para reducir la celulitis. Realice algún tipo de ejercicio (por ejemplo caminar) durante al menos media hora cinco veces por semana.

Algunos investigadores afirman que las propiedades desintoxicantes de los alimentos son el medio más eficaz para prevenir y eliminar la celulitis. Según han descubierto dos médicos franceses, Merus-Blatter y Laroche, existe una relación entre la celulitis y el grado de toxicidad del cuerpo. Estos investigadores han observado que el estreñimiento se da con más frecuencia en mujeres con celulitis, al igual que una insuficiencia del drenaje linfático, es decir, incorrecta eliminación de los residuos que se acumulan entre las células. Otros investigadores establecen una correlación entre este trastorno y la mala circulación y el mal funcionamiento del hígado y de la glándula tiroides.

Para mejorar la circulación en las zonas afectadas y ayudar a eliminar los residuos, las técnicas de cepillado de la piel resultan muy eficaces. Consiga un cepillo de cerdas naturales y mango largo y cepille con firmeza la superficie de la piel desde los pies subiendo hacia las piernas, por delante y por detrás, y después la espalda, el estómago (en movimientos circulares), los brazos y el cuello. Se debe evitar la cara. Cepillar la piel de forma regular puede mejorar en gran medida el drenaje linfático. Esto reviste especial importancia, porque cuando los residuos quedan atrapados por los tejidos conectivos, forman bolsas de agua, toxinas y grasa, y producen el aspecto de piel de naranja. Diversos autores señalan que con mucho ejercicio, el cepillado de la piel y los alimentos crudos, poco a poco los bultos de la piel desaparecen. Así que no abandone tras un par de meses.

Otro de los pasos necesarios para librarse de la celulitis es el fortalecimiento de las paredes capilares. Aquí es donde los alimentos crudos juegan un papel muy importante. Se ha demostrado que los bioflavonoides, abundantes en muchas frutas y verduras, fortalecen las paredes capilares, con lo que existen menos posibilidades de que el plasma sanguíneo se filtre entre ellas y se deposite en los espacios que hay entre las células. Esta filtración estimula la formación de celulitis. Algunos remedios a base de extractos vegetales, como la centella asiática y el castaño de Indias, producen buenos resultados en el tratamiento de la celulitis. También se ha comprobado que la aplicación tópica de determinados ungüentos y pomadas, como los extractos de nuez de cola y de *Fucus vesiculosus,* proporcionan resultados espectaculares.

Modificaciones en la dieta

1. ***Modifique la «Dieta básica» (p. 335), de modo que entre el 50 % y el 75 % de su dieta esté compuesta por alimentos crudos y sus zumos.*** Incluya abundantes cantidades de cítricos y deje la parte blanca, ya que contiene una alta concentración de bioflavonoides, que fortalecen las paredes capilares.
2. ***Para perder peso, vea las «Dietas de adelgazamiento» (p. 371).***
3. ***Una dieta de depuración puede servir de ayuda para destruir las sustancias tóxicas y eliminar los fluidos almacenados en los tejidos.*** (Véase «Dieta de eliminación», p. 346.)
4. ***Coma muchos alimentos ricos en fibra, como salvado de avena, cereales integrales, legumbres (judías, guisantes secos y lentejas), verduras y frutas.*** Además, consuma abundantes cantidades de fluidos, que ayudan a prevenir el estreñimiento.
5. ***Aumente el consumo de alimentos que limpian y refuerzan el hígado, incluidas hojas de remolacha y de alcacho-***

fa. (No se puede hacer zumo con las hojas de las alcachofas.) También la cúrcuma se ha utilizado de forma tradicional para proteger el hígado, al igual que la raíz de diente de león (media cucharada pequeña por cada vaso de agua caliente) y el cardo lechal.

Nutrientes beneficiosos

☐ **La vitamina C** es importante, porque en casos de deficiencia se ha asociado con capilares frágiles.
☐ **Los bioflavonoides** trabajan de forma sinérgica con la vitamina C. Por otra parte, las deficiencias de este nutriente se asocian a la permeabilidad de los vasos capilares.
☐ **La vitamina E** es beneficiosa, porque en casos de deficiencia se ha asociado con la permeabilidad de los vasos capilares.

Zumos beneficiosos

☐ Berza, perejil, pimiento verde y espinaca: fuentes de vitamina C.
☐ Naranja, pomelo, melón, bróculi, perejil y col: fuentes de bioflavonoides. (Véase en **Envejecimiento** una lista de bioflavonoides más extensa.)
☐ Espinaca, espárrago y zanahoria: fuentes de vitamina E.

Recetas de zumos recomendadas
Celulitis

Tónico nocturno

2 manzanas, sin pepitas
1 pera

Pase rodajas de manzana y de pera, de forma alternativa, por la licuadora.

Cóctel depurativo de Cherie

1 rodaja de raíz de jengibre de 1/2 cm aprox.
1 remolacha
1/2 manzana, sin pepitas
4 zanahorias, sin hojas

Pase el jengibre, la remolacha y la manzana, junto con las zanahorias, por la licuadora.

Purificante para el cuerpo

1/2 pepino
1 remolacha
1/2 manzana, sin pepitas
4 zanahorias, sin hojas

Pase el pepino, la remolacha y la manzana por la licuadora con las zanahorias.

Ginger Mix

1 rodaja de raíz de jengibre de 1/2 cm aprox.
4 o 5 zanahorias, sin hojas
1/2 manzana, sin pepitas

Pase por la licuadora el jengibre junto con la manzana y las zanahorias.

Ensalada de hortalizas especial

3 ramitos de bróculi
1 diente de ajo
4 o 5 zanahorias, o 2 tomates
2 tallos de apio
1/2 pimiento verde

Pase el bróculi y el ajo por la licuadora con las zanahorias o los tomates. Añada a continuación el apio y el pimiento verde.

Extracto de bioflavonoides

3 naranjas peladas (sin quitar la parte blanca)

Pase los trozos de naranja por la licuadora.

Batido de melón y fresas

2 rodajas de melón, con corteza
5 o 6 fresas

Pase el melón y las fresas por la licuadora.

Extracto reforzante para el hígado

1 remolacha pequeña
2 o 3 manzanas, sin pepitas

Pase la remolacha y las manzanas por la licuadora.

Cicatrización de heridas

Véase Preparación para la cirugía.

Cistitis

Véase Infección de vejiga.

Coágulos sanguíneos

Véase Trombosis.

Colesterol alto

Véase Colesterolemia.

Colesterolemia (colesterol alto)

La colesterolemia se define como el exceso de colesterol en la sangre. Pero el colesterol no es de por sí un «enemigo». El porcentaje más alto de colesterol total del cuerpo se produce en el hígado, y es un componente normal de la bilis. Desempeña un importante papel en el metabolismo corporal; sirve como precursor de varias hormonas, como las sexuales, y forma las membranas celulares.

Los altos índices de colesterol en la sangre son la causa fundamental de las enfermedades cardíacas. El colesterol es uno de los principales componentes de los depósitos grasos que se acumulan en las arterias obstruyéndolas, lo que produce las insuficiencias cerebrovasculares y cardíacas. ¿Sabía que, además, el colesterol es el elemento más abundante en la mayoría de los cálculos biliares? Por otro lado, está asociado a la impotencia, el deterioro mental y la tensión alta. Los niveles altos de colesterol también se han relacionado con los pólipos en el colon y con el cáncer.

Recomendaciones generales

Una de las maneras de disminuir el nivel de colesterol consiste en aumentar los niveles de HDL (lipoproteínas de alta densidad), las lipoproteínas buenas que permiten que el colesterol que se encuentra en las células vuelva al hígado. También disminuye al incrementar el consumo de ácidos grasos esenciales. Algunos estudios han demostrado que estos ácidos reducen el colesterol sérico. En casos de deficiencia, el cuerpo tiende a generar más colesterol en un intento de producir prostaglandinas, porque el colesterol favorece la biosíntesis de estas sustancias, así como los ácidos grasos esenciales y otros elementos. Las prostaglandinas son tan importantes que el cuerpo sigue produciendo cada vez más colesterol para así tener prostaglandinas suficientes que cubran sus necesidades. Surge la pregunta de por qué estos elementos tienen tanta importancia. Favorecen la vasodilatación (relajación de los vasos sanguíneos), impiden la formación de coágulos y de colesterol y facilitan muchas otras funciones asociadas con la prevención de trastornos cardíacos. Las siguientes estrategias le ayudarán a reducir el colesterol y a prevenir y tratar las enfermedades cardíacas.

☐ **Deje de fumar.** Los no fumadores tienen niveles de HDL más altos que los fumadores.

☐ **Haga ejercicio con frecuencia.** Se ha demostrado que el ejercicio, por ejemplo caminar a paso ligero con regularidad (durante al menos media hora tres o cuatro veces por semana) reduce los niveles de LDL (las «malvadas» lipoproteínas de baja densidad) y eleva los de HDL.

☐ **Compruebe su nivel de colesterol de forma regular.** Por término medio, debería ser inferior a 200.

Modificaciones en la dieta

1. Aumente el consumo de ácido linoleico. Tras la Segunda Guerra Mundial, se realizaron en Noruega unas investigaciones para averiguar por qué el índice de muertes por enfermedades cardiovasculares había descendido tanto durante la guerra. Se descubrió que el consumo de ácido linoleico fue muy superior en ese período. Los investigadores descubrieron también que los hombres necesitan entre tres y cinco veces más cantidad de este ácido que las mujeres. Éste puede ser el motivo de que la incidencia de ataques cardíacos en hombres sea mayor. El ácido linoleico se suele encontrar en los aceites vegetales. La mejor fuente es el aceite de linaza presionado en frío, embotellado en frío con dióxido de carbono y mantenido en un refrigerador para evitar que se ponga rancio. Los médicos interesados en la nutrición suelen recomendar que se tome una cucharada de aceite de linaza al día.

2. ***Aumente el consumo de cereales integrales.*** Constituyen una buena fuente de ácido linoleico. Según revela el estudio realizado en Noruega tras la Segunda Guerra Mundial, en el período en el que las enfermedades cardiovasculares disminuyeron de forma significativa se consumió más trigo y centeno integrales. Otros cereales enteros, como el arroz integral, también son beneficiosos. Además, los copos y el salvado de avena son ricos en fibras solubles y tienen efectos positivos para el colesterol; por otra parte, la cáscara de zaragatona (2 cucharadas diarias mezcladas con agua) ha reducido el colesterol entre un 10 % y un 14 %.

3. ***Disminuya el consumo de colesterol.*** En la actualidad se recomienda que no se tomen más de 300 mg diarios. Una yema de huevo contiene 274 mg; 100 g de gambas, 128 mg; 100 g de carne de vaca, 80 mg; 30 g de queso manchego, 30 mg; y una cucharada de mantequilla, 12 mg.

4. ***Reduzca de forma sustancial el consumo de alimentos ricos en grasas saturadas.*** Ello es tan importante como disminuir la ingesta de alimentos ricos en colesterol. Las grasas saturadas deberían constituir sólo alrededor de un 10 % de su dieta diaria. Evite los alimentos fritos y no olvide que en muchos restaurantes de comida rápida utilizan grasa animal para freír las patatas, el pollo, el pescado y las hamburguesas. La grasa animal contiene abundantes cantidades de grasas saturadas y de colesterol y, además, al freír los alimentos a temperaturas superiores a 200 °C se producen sustancias tóxicas.

5. ***Evite la margarina y los aceites hidrogenados.*** La margarina contiene una sustancia conocida como ácido transgraso, que impide la producción de prostaglandinas. En su lugar, haga una mantequilla más sana: ablande medio kilo de mantequilla en la batidora, añada un vaso de aceite vegetal, mézclelo y póngalo a refrigerar. Utilice aceites vegetales prensados en frío o de primera presión para cocinar. Los aceites corrientes contienen ácidos transgrasos, que pueden aumentar el colesterol. Sin embargo, se ha demostrado que el aceite de oliva ayuda a reducirlo. También son recomendables otros aceites prensados en frío (sometidos a temperaturas inferiores a 43 °C) o de primera presión (elaborados únicamente me-

diante presión mecánica). Compruebe que en las etiquetas conste «prensado en frío» o «de primera presión».

6. Evite las cremas no lácteas que se utilizan para el café. La mayoría de estos sucedáneos de leche contiene aceite de coco, una grasa vegetal muy saturada, junto con una gran cantidad de endulzante. La leche de soja es mucho más adecuada y, además, se ha comprobado que la soja reduce el colesterol.

7. Evite los hidratos de carbono refinados. Se sabe que el azúcar, el alcohol y la harina blanca impiden la producción de prostaglandinas. Los endulzantes como el azúcar refinado y la fructosa también aumentan el nivel de colesterol y de triglicéridos. Lea todas las etiquetas. Muchos azúcares perjudiciales se anuncian como beneficiosos. Por ejemplo, la fructosa suele ser el principal ingrediente de los tan recomendados yogures «sin azúcar». En lugar de comer dulces, tome fruta fresca, helados de frutas o una crema de frutas frescas. En vez de beber alcohol, pruebe un cóctel de zumo fresco. Y compre productos elaborados con cereales integrales, o hágalos usted mismo.

8. Reduzca el consumo de café. Los estudios demuestran que aumenta el nivel de colesterol de la sangre. El té común (no así las infusiones) puede producir el mismo efecto.

9. Evite la sal de mesa, y utilice sal marina en pequeñas cantidades. Aderece sus comidas con hierbas, especias, ajo, cebollas, chile y cayena. Existen pruebas de que el ajo reduce el colesterol de la sangre, disminuye el desarrollo de depósitos grasos e impide la formación de coágulos sanguíneos. Las guindillas también producen este efecto.

10. Todavía le queda mucho que comer. Aunque no lo crea, lo cierto es que puede comer muchas cosas. Prepare su paladar para deleitarse con los sabores de frutas suculentas y verduras frescas. Aderece las ensaladas con muchos brotes, sobre todo de alfalfa, que reducen el colesterol. Los atractivos colores naranjas, verdes y rojos de los zumos de frutas y verduras serán una fiesta para sus ojos. Las fibras solubles, como la pectina y el guar, ayudan a reducir el colesterol mucho más que las insolubles, como la celulosa y la lignina (que, no obstante, no se deben rechazar). Las manzanas, las peras, los melocotones, las naranjas y las uvas son buenas fuentes de pectinas. Y otra buena noticia: las fibras solubles se encuentran en los zumos.

11. *Consuma abundantes cantidades de legumbres.* Las judías (como las de soja, las pintas y las blancas), los guisantes secos y las lentejas se encuentran entre los alimentos que reducen el nivel de colesterol.

12. *Aumente el consumo de ácidos grasos omega-3.* Estas «grasas buenas», que se deben obtener a través de la dieta, son necesarias para transportar las vitaminas liposolubles, como las A, D, E y K, para la síntesis de hormonas, para la función de la piel, y para la síntesis de las paredes celulares. También disminuyen el colesterol y los triglicéridos y reducen la tendencia de la sangre a formar coágulos. La mejor fuente son los pescados grasos de aguas frías, que incluyen caballa, arenque, sardinas, salmón, atún, ostras y anchoas. El aceite de linaza prensado en frío (compre sólo aceites que se mantengan refrigerados en botellas opacas) es una excelente fuente de ácidos grasos omega-3. Los aceites de frutos secos, de cártamo y de girasol también contienen estos ácidos, así como los vegetales de color verde oscuro.

13. *Pruebe el «Ayuno con zumos» (p. 350).* Este ayuno es un medio de reducir el colesterol. Por ejemplo, se ha comprobado que el zumo de zanahoria elimina la grasa secretada por el hígado y ayuda a disminuir el colesterol.

14. *Planifique una dieta nueva.* Si quiere reemplazar su dieta de alimentos ricos en grasa y colesterol por un plan alimentario adecuado de forma gradual (con el que se obtienen mejores resultados), le recomendamos que consulte algún libro especializado, teniendo cuidado en un aspecto (que hemos detectado en algunos autores y en el que nuestra opinión difiere de la de ellos): los productos bajos en grasas (como los sucedáneos de nata ácida y la margarina) no son necesariamente saludables. Un gran número de sucedáneos bajos en grasas pueden causar problemas de salud a largo plazo.

Nutrientes beneficiosos

□ **El complejo de vitaminas B** es necesario para el metabolismo de las grasas y protege el hígado. La vitamina B_6 y la niacina incrementan la producción de prostaglandinas. (*Atención:* se recomienda no tomar complementos de niacina sin estricta supervisión médica, debido a los efectos secundarios.)
□ **La vitamina C** es beneficiosa, porque en casos de deficiencia está asociada con altos índices de colesterol. Se sabe que esta vitamina reduce el colesterol, sobre todo si se combina con bioflavonoides. También aumenta la producción de prostaglandinas.
□ **La vitamina E** mejora la circulación.
□ **El cromo** puede reducir el colesterol total y los triglicéridos y aumentar el colesterol lipoproteico de alta densidad.
□ **El cobre** es beneficioso, porque en casos de deficiencia está asociado a altos índices de colesterol.
□ **El magnesio** tiene una gran importancia, porque en casos de deficiencia puede producir espasmos en las arterias coronarias. Es posible reducir el colesterol total, elevar los niveles de HDL e impedir la agregación plaquetaria tomando un complemento de magnesio.
□ **El potasio** es beneficioso, porque en casos de deficiencia está asociado con la arritmia, una alteración en el ritmo normal del latido cardíaco.
□ **El selenio** puede reducir la agregación plaquetaria.
□ **El cinc** aumenta la producción de prostaglandinas.
□ **La coenzima Q_{10}** mejora la circulación.

Zumos beneficiosos

□ Zanahoria, manzana, raíz de jengibre, naranja y fresa: disminuyen los niveles de lipoproteínas de baja densidad.
□ Vegetales de hojas verdes: fuentes del complejo vitamínico B.
□ Berza, perejil y pimiento verde: fuentes de vitamina C.
□ Uva, perejil y limón: fuentes de bioflavonoides. (Véase en **Envejecimiento** una lista más extensa.)

☐ Espinaca, espárrago y zanahoria: fuentes de vitamina E.
☐ Patata, pimiento verde, manzana y espinaca: fuentes de cromo.
☐ Zanahoria, ajo y raíz de jengibre: fuentes de cobre.
☐ Hojas de remolacha, espinaca, perejil y ajo: fuentes de magnesio.
☐ Perejil, ajo, espinaca y melón: fuentes de potasio.
☐ Acelga, ajo y naranja: fuentes de selenio.
☐ Raíz de jengibre, nabo, perejil, ajo y zanahoria: fuentes de cinc.
☐ Espinaca: fuente de la coenzima Q_{10}.

Recetas de zumos recomendadas Colesterolemia

Ensalada de hortalizas especial

3 ramitos de bróculi
1 diente de ajo
4 o 5 zanahorias,
o 2 tomates
2 tallos de apio
1/2 pimiento verde

Pase el bróculi y el ajo por la licuadora con las zanahorias o los tomates. Añada a continuación el apio y el pimiento verde.

Ginger Mix

1 rodaja de raíz de jengibre
de 1/2 cm aprox.
4 o 5 zanahorias, sin hojas
1/2 manzana, sin pepitas

Pase por la licuadora el jengibre junto con la manzana y las zanahorias.

Caldo de potasio

Un manojo de perejil
Un manojo de espinacas
4 o 5 zanahorias, sin hojas
2 tallos de apio

Comprima el perejil y las hojas de espinacas y páselos por la licuadora junto con las zanahorias y el apio.

Cóctel anticolesterol

Un puñado de perejil
Un manojo de espinacas
1 diente de ajo
4 zanahorias, sin hojas
Tabasco

Comprima el perejil y las espinacas y páselos por la licuadora junto con el ajo y las zanahorias. Añada tabasco.

Ensalada de brotes

Un manojo de espinacas
Un manojo de brotes de alfalfa
4 o 5 zanahorias, sin hojas
1 manzana, sin pepitas

Comprima las espinacas y la alfalfa y páselas por la licuadora junto con las zanahorias y la manzana.

Batido tropical

1/2 naranja, pelada (sin quitar la parte blanca)
1/2 papaya, pelada
1 plátano
Corteza de naranja para adornar

Pase la naranja por la licuadora con la papaya. Vierta el zumo, con el plátano, en la batidora y mézclelo hasta conseguir una pasta fina. Adorne con la corteza de naranja.

Batido de melón y fresas

2 rodajas de melón, con corteza
5 o 6 fresas

Pase el melón y las fresas por la licuadora.

Polos al jengibre

1 kg de arándanos
1 rodaja de raíz de jengibre de unos 3 cm
Un racimo mediano de uvas blancas
Vasos de papel pequeños
Palitos para polos

Pase los arándanos y el jengibre, junto con las uvas, por la licuadora. Vierta el zumo en los vasos, añada los palitos y métalos en el congelador.

Fizz hawaiano

3 rodajas de piña, con corteza
1 rodaja de raíz de jengibre de 1/2 cm aprox.
1/2 pera
Agua mineral con gas
Un trozo de piña para adornar

Pase el jengibre y la pera por la licuadora y vierta el zumo, junto con el de la piña, en un vaso alto. Termine de llenarlo con el agua mineral y adorne con el trozo de piña.

Colitis

La colitis es la inflamación del colon. Existen dos tipos de colitis: la mucosa y la ulcerosa. Los síntomas de la colitis mucosa, también llamada colon espástico y colonorrea, incluyen ataques repentinos de diarrea y dolores de tipo cólico y espásticos, seguidos a menudo de estreñimiento. A veces se expulsa moco gelatinoso y fragmentos de la membrana mucosa.

El tipo de colitis más grave es la colitis ulcerosa, en la que se produce una ulceración de la mucosa del colon. Los síntomas incluyen deposiciones acuosas y dolorosas con moco y pus. Se suelen experimentar dolores abdominales, molestias o cólicos. Estos síntomas pueden ir acompañados de fiebre intermitente o irregular, y es posible que se produzcan hemorragias y perforación. También se puede padecer anemia como consecuencia de la pérdida de sangre, así como deshidratación y pérdida de electrólitos, minerales y microelementos a causa de la diarrea. Esta enfermedad se da sobre todo en personas menores de cuarenta o cincuenta años, aunque puede presentarse a cualquier edad. La colitis ulcerosa debilita las reservas de nutrientes, por lo que los enfermos deben recibir cuidados médicos y de nutrición.

Entre las causas de la colitis se encuentran el estrés, los malos hábitos alimentarios, los trastornos autoinmunes (en los que el cuerpo produce una respuesta inmunológica hacia sí mismo), las bacterias o las alergias a determinados alimentos. Las intolerancias a la lactosa (presente sobre todo en los productos lácteos), el trigo o el gluten (de trigo, avena, centeno y cebada) suelen ser frecuentes. Se recomienda realizar una prueba de alergias a los alimentos. (Véase **Alergias**.)

Recomendaciones generales

Una buena nutrición es fundamental en el tratamiento de la colitis. Con esto tan sólo, algunas personas experimentan una notable mejoría. La dieta debería proporcionar las proteínas y calorías adecuadas y una gran cantidad de vitaminas y minerales. Además, es recomendable comer poco y con frecuencia, en lugar de realizar las tres comidas habituales. Las restricciones periódicas de la dieta, cuyo objetivo es que el intestino «descanse», también aceleran el proceso de curación. Por otro lado, la disminución del estrés es una parte esencial del tratamiento. Consiga que el tiempo de las comidas le resulte un momento muy agradable, e intente comer despacio y masticar muy bien los alimentos.

Modificaciones en la dieta / Colitis ulcerosa

1. *Beba mucho líquido para prevenir el desequilibrio de fluidos y electrólitos.* Mezcle los zumos de frutas con una cantidad equivalente de agua, agua mineral o zumo de áloe. Este zumo produce buenos efectos en la mucosa intestinal. Tomar medio vaso por las mañanas y antes de acostarse puede ser beneficioso. Los zumos de zanahoria, col y vegetales verdes también tienen efectos terapéuticos.

2. *Durante los períodos críticos o para la curación de heridas ulcerosas, el reposo del intestino puede ser muy beneficioso.* Elimine todos los alimentos sólidos. Las dietas líquidas compuestas por zumos de frutas y verduras frescas y leche de soja o de almendra proporcionan nutrientes y fluidos, a la vez que dejan descansar al intestino. Puede utilizar estos líquidos para hacer una crema con un plátano u otra fruta fresca y polvo de proteínas hipoalergénico, para así aumentar la ingesta de proteínas. Las sopas de verduras y las verduras cocidas se licúan en una batidora. También puede preparar un puré de patatas mezclándolas con el caldo de cocción o con leche de soja sin edulcorantes. No utilice mantequilla ni leche. Para desayunar, pruebe una crema de arroz integral, muy hecha, con leche de soja o de almendra. Esta dieta blanda y principalmente líquida debe seguirse durante unas dos semanas. Durante ese período los enemas pueden servir de ayuda.

3. *Durante el proceso de curación de la colitis ulcerosa, se debe seguir una dieta blanda baja en fibra y rica en proteínas y en calorías, repartida en unas seis comidas diarias no muy abundantes.* Hay que suprimir frutos secos, semillas, cereales integrales, legumbres (judías, lentejas y guisantes secos) y frutas y verduras crudas. Sin embargo, el arroz integral muy hecho se tolera bien. Durante la dieta, los zumos de frutas y verduras frescas constituyen un complemento rico en nutrientes muy adecuado. Los productos lácteos, la carne roja, los productos con azúcar, los alimentos elaborados, refinados o fritos, el café y las especias deben ser eliminados del todo.

4. Siga una dieta baja en grasa. Si su médico le diagnostica esteatorrea (deposiciones grasas y mala absorción de grasa), reduzca su consumo a la mitad. La esteatorrea puede ser una de las causas de la diarrea de los pacientes con colitis, en la que los ácidos grasos producen un efecto catártico en la mucosa del colon. Los triglicéridos de media cadena pueden ser eficaces en estos casos, ya que son absorbidos con más facilidad. (Se pueden conseguir en la mayoría de las farmacias.)

5. Se recomienda tomar complementos de minerales y vitaminas muy concentrados. En los pacientes hospitalizados con inflamación intestinal se han detectado deficiencias de vitamina A, vitamina C, cinc y vitamina K. Los complementos de enzimas pancreáticas pueden mejorar la digestión.

6. Evite todos los alimentos que empeoren su estado.

Modificaciones en la dieta / Colitis mucosa

1. Beba mucho líquido para evitar el desequilibrio de fluidos y electrólitos. Mezcle los zumos de frutas con una cantidad equivalente de agua, agua mineral o zumo de áloe. Este zumo produce buenos efectos en la mucosa intestinal. Tomar medio vaso por las mañanas y antes de acostarse puede ser beneficioso. Los zumos de zanahoria, col y vegetales verdes también tienen efectos terapéuticos.

2. Para la colitis mucosa se recomienda llevar una dieta rica en fibra. El salvado de avena, los cereales integrales (incluido el arroz integral), las legumbres y las frutas y verduras frescas deben constituir una buena parte de la dieta, a no ser que alguno de estos alimentos produzca irritación. Cueza las verduras si crudas no las tolera bien. Los zumos de verduras se suelen tolerar sin problemas, y tienen efectos terapéuticos para el tracto intestinal. Coma fruta fresca al final de cada comida, no con el estómago vacío. Evite los productos lácteos, la carne roja, los alimentos elaborados y fritos, los alimentos refinados como la harina blanca, el café, los productos con azúcar y las especias. Obtenga el calcio de los zumos de vegetales verdes (véase recetas) y del yogur desnatado; muchas personas que no toleran la lactosa los suelen tolerar bien.

3. ***Los complementos de lactobacilos acidófilos pueden ser beneficiosos para las colitis mucosa y ulcerosa.*** Quizá necesite tomarlos durante semanas, o meses, hasta que los síntomas comiencen a desaparecer.

4. ***Las hierbas como el ñame silvestre, la manzanilla, el trébol rojo y la milenrama tienen efectos beneficiosos.*** También se aconseja tomar té Pau d'arco, ajo y papaya.

5. Véase también **Diarrea**.

Nutrientes beneficiosos

☐ **El beta-caroteno** (que el cuerpo convierte en vitamina A) es necesario para la regeneración de los tejidos.

☐ **El ácido fólico** es beneficioso, ya que la absorción de folato disminuye en la colitis ulcerosa.

☐ **La vitamina C** con bioflavonoides es necesaria para la curación de la membrana mucosa.

☐ **La vitamina E** facilita la regeneración de los tejidos.

☐ **La vitamina K** es beneficiosa, porque en casos de deficiencia se ha asociado a la colitis ulcerosa.

☐ **El calcio** ayuda a prevenir el cáncer de colon.

☐ **El magnesio** favorece la relajación de los músculos de las paredes intestinales.

☐ **El cinc** facilita la curación de heridas.

Zumos beneficiosos

☐ Zanahoria, berza, perejil y espinaca: fuentes de beta-caroteno.

☐ Espinaca, berza y hojas de remolacha: fuentes de ácido fólico.

☐ Berza, perejil, pimiento verde y bróculi: fuentes de vitamina C.

□ Perejil, col, pimiento morrón y bróculi: fuentes de bioflavonoides.
□ Espinaca, espárrago y zanahoria: fuentes de vitamina E.
□ Bróculi, lechuga, col y espinaca: fuentes de vitamina K.
□ Berza, perejil, hojas de remolacha y bróculi: fuentes de calcio.
□ Hojas de remolacha, espinaca, perejil y ajo: fuentes de magnesio.
□ Raíz de jengibre, perejil, ajo y zanahoria: fuentes de cinc.

Recetas de zumos recomendadas
Colitis

Cóctel rico en calcio

3 hojas de berza	*Comprima el perejil y la berza*
Un puñadito de perejil	*y páselos por la licuadora junto*
4 o 5 zanahorias, sin hojas	*con las zanahorias y la*
1/2 manzana, sin pepitas	*manzana.*

Aperitivo rico en hierro

3 hojas de remolacha	*Comprima las hojas de*
4 o 5 zanahorias, sin hojas	*remolacha y páselas por la*
1/2 pimiento verde	*licuadora con las zanahorias.*
1/2 manzana, sin pepitas	*Añada a continuación el*
	pimiento verde y la manzana.

Combinado de ácido fólico

2 hojas de berza
Un puñadito de perejil
Un manojito de espinacas
4 o 5 zanahorias, sin hojas

Comprima la berza, el perejil y las espinacas y páselos por la licuadora junto con las zanahorias.

Extracto vegetal

2 hojas de lechuga
Un trocito de col
4 o 5 zanahorias, sin hojas
3 ramitos de bróculi
1/2 manzana sin pepitas

Comprima las hojas de lechuga y páselas por la licuadora con la col, las zanahorias, el bróculi y la manzana.

Cóctel de caroteno

Un puñado de perejil
Un manojo de espinacas
4 o 5 zanahorias, sin hojas
1/2 manzana, sin pepitas

Comprima las espinacas y el perejil y páselos por la licuadora junto con las zanahorias y la manzana.

Colitis mucosa

Véase Colitis.

Colitis ulcerosa

Véase Colitis.

Colon irritable

Véase Colitis.

Compulsiones

¿Se ha sorprendido alguna vez durante la noche yendo de un lado a otro de la cocina y picando un poco de todo lo que encuentra sólo para continuar buscando ese «algo mágico» que satisfaga su hambre oculta? ¿Y qué hay de esas ganas incontrolables de comer galletas de chocolate, el tipo de compulsión que le hace zamparse la mitad de la masa antes de meter las galletas al horno? La mayoría de la gente ha experimentado esos tipos de compulsión, y muchos querrían que desaparecieran, y para siempre. Webster define compulsión como «deseo muy intenso», que comprendería la compulsión por un alimento: la necesidad apremiante de comer patatas fritas o helado de chocolate, necesidad mucho más intensa que la de eliminar la celulitis de sus muslos.

Las compulsiones por sustancias extrañas como tierra, almidón o pintura se conocen como «malacia». Este fenómeno se ha producido durante siglos y se ha solido atribuir a una necesidad de minerales. De ese modo se explican hoy en día las compulsiones más habituales: la necesidad de determinados nutrientes. También pueden tener su origen en alergias a los alimentos, candidiasis o síndrome premenstrual. (Si no es así, ¡quizá esté usted embarazada!)

Recomendaciones generales

Para librarse de las compulsiones es necesario averiguar la causa de esas extrañas ansias de comer un determinado alimento. Sin lugar a dudas, aunque le apetezca muchísimo comerse todo un kilo de helado de pistacho o una caja de galletas, no es eso lo que su bioquímica corporal necesita. Es muy probable que necesite algo muy diferente. En esta sección podrá comprobar de qué se trata. Descubra qué tipo de compulsión tiene y ponga en práctica las sugerencias para modificar la dieta. Y la próxima vez que sienta un deseo incontrolable de comer algo, tome frutas y verduras en lugar de comida basura, y beba un gran vaso de zumo: su cuerpo obtendrá lo que realmente necesita.

Modificaciones en la dieta y nutrientes beneficiosos

Existen cinco tipos de compulsión por los alimentos; cada uno tiene sus propias causas y requiere modificaciones de dieta específicas.

Compulsión por los dulces y los chocolates

Si le deleita incluso el aroma de una chocolatina o se le hace la boca agua cuando ve un cucurucho de helado, no se preocupe: existen medios al alcance de su mano para combatir este problema. Ciertos nutrientes pueden hacer que su compulsión por los dulces desaparezca. En muchos casos es consecuencia de una deficiencia de cromo. Intente comer más alimentos ricos en cromo, por ejemplo levadura de cerveza, trigo integral, ostras, patatas, pimientos verdes, pollo y manzanas. Quizá necesite tomar durante un tiempo un complemento de cromo en forma de gotas (dos o tres gotas diarias); el más eficaz es el cromo orgánico trivalente en forma líquida. El aceite de onagra y la vitamina E también pueden resultar beneficiosos. Si es usted vegetariano, y sobre todo si no consume nunca productos animales, es posible que tenga deficiencia de proteínas, problema que también puede causar una compulsión por los dulces. Es necesario que coma por día al menos dos cuencos de legumbres (judías, guisantes secos o lentejas), además de varias raciones de cereales integrales ricos en proteínas, como arroz integral, mijo o quinua.

Zumos beneficiosos

☐ Pimiento verde, manzana, espinaca y zanahoria: fuentes de cromo.
☐ Espinaca, espárrago y zanahoria: fuentes de vitamina E.

Compulsión por los alimentos salados

Si le apasionan las patatas fritas, el beicon o las palomitas de maíz, quizá sea sal lo que realmente necesita. La compulsión por la sal puede ser un síntoma de anemia por depranocitosis, varios trastornos musculares, hipertensión, diabetes u otros problemas. Es conveniente que consulte con su médico para comprobar si sufre alguno de estos trastornos. La causa de esta compulsión suele ser la tensión adrenal, que puede derivarse del consumo de cafeína o de otros factores. Si las glándulas suprarrenales soportan mucha tensión y están debilitadas, la tensión sanguínea y los niveles de azúcar de la sangre disminuyen y producen fatiga. Al incrementar el consumo de sal los síntomas suelen desaparecer, pero a largo plazo los efectos son negativos. Se debe reducir el consumo de sal de mesa y aumentar el de potasio orgánico. Por otro lado, el ácido pantoténico (que quizá deba tomar como complemento), la vitamina C, la vitamina B_6, el magnesio y el cinc ayudan a nutrir las glándulas suprarrenales y a mantenerlas en buen estado.

Zumos beneficiosos

☐ Perejil, ajo, espinaca y zanahoria: fuentes de potasio.
☐ Bróculi, coliflor y berza: fuentes de ácido pantoténico.
☐ Berza, perejil, pimiento verde y espinaca: fuentes de vitamina C.
☐ Berza, espinaca, hojas de nabo y pimiento morrón: fuentes de vitamina B_6.
☐ Hojas de remolacha, espinaca, perejil y ajo: fuentes de magnesio.

☐ Raíz de jengibre, perejil, patata, ajo y zanahoria: fuentes de cinc.

Compulsión por el hielo (pagofagia)

Si está continuamente con un vaso de hielo en la mano, es posible que tenga pagofagia. La compulsión por el hielo suele ser una señal de anemia, que a su vez se produce por una deficiencia de hierro, vitamina B_{12} o ácido fólico, o de todos ellos. Es aconsejable realizar un análisis de sangre. Entre los alimentos más ricos en hierro se encuentran la levadura de cerveza, el salvado de trigo, las semillas de calabaza y de girasol, el mijo, el perejil, el hígado, las almejas y las almendras. La vitamina C multiplica por siete la capacidad de absorción de hierro. Consuma alimentos ricos en vitamina C, como pimientos morrones, berza, perejil o bróculi, junto con otros ricos en hierro. El hígado, las almejas, las ostras, las sardinas, los huevos, la trucha, el salmón y el atún son ricos en vitamina B_{12}. El ácido fólico se encuentra en la levadura de cerveza, judías de careta, germen de arroz, harina de soja, germen de trigo, hígado, legumbres, espárragos, nueces y espinacas. Además, tome cantidades abundantes de zumos ricos en los nutrientes de los que carezca. (Véase también **Anemia**.)

Zumos beneficiosos

☐ Perejil, hojas de remolacha, espinaca y bróculi: fuentes de hierro.
☐ Berza, perejil, pimiento verde, bróculi y espinaca: fuentes de vitamina C.
☐ Espinaca, berza, hojas de remolacha y bróculi: fuentes de ácido fólico.

Compulsión por la mantequilla de cacahuete

¿Ha comido alguna vez mantequilla de cacahuete a cucharadas directamente del tarro, sin molestarse en untarla sobre pan o galletas? Si necesita comer este alimento con frecuencia es posible que se trate de una auténtica compulsión. Tenga cuidado: este producto suele contener una gran cantidad de aceite rancio, que cuando se combina con el hierro (y los cacahuetes son ricos en este mineral) puede producir poderosos radicales libres que dañan las células y causan envejecimiento y otras enfermedades. Los cacahuetes contienen además muchas aflatoxinas, un moho altamente cancerígeno. Por todo ello es importante que elimine la costumbre de comer mantequilla de cacahuete.

En el caso de que compre marcas que contienen sólo cacahuetes y sal, quizá sea adicto al jarabe de maíz o a otros azúcares. Lea el apartado de compulsión por los dulces. También es posible que su cuerpo necesite cobre. Si es así, consuma otros alimentos ricos en cobre, como ostras, nueces de Brasil, almendras, avellanas, nueces, pacanas, guisantes secos, hígado, trigo sarraceno y cordero. Tome también zumos ricos en cobre (véanse recetas).

Zumos beneficiosos

☐ Zanahoria, ajo, raíz de jengibre, coco y manzana: fuentes de cobre.

Compulsión por los alimentos ácidos

Si le entusiasman los limones u otros alimentos ácidos, es posible que su cuerpo necesite ácido acético, con el que se elimina una sustancia química que se deriva de la descomposición de las proteínas. Esta sustancia se crea en el organismo cuando los alimentos se pudren en el tracto intestinal. Para evitar este problema elimine el estreñimiento cuanto antes. (Véase **Estreñimiento**.) Si éste no es su caso, pruebe a tomar una cucharada de zumo de limón con agua para obtener ácido acético. Los alimentos ricos en riboflavina (vitamina B_2) –como levadura de cerveza, hígado, almendras, germen de trigo, arroz salvaje, champiñones, huevos, mijo y salvado de trigo– son también beneficiosos, quizá porque facilitan el metabolismo del ácido acético. La clorofila, que, por supuesto, abunda en los zumos de vegetales verdes, resulta también eficaz para reducir la compulsión por los alimentos ácidos.

Zumos beneficiosos

☐ Berza, perejil, bróculi y hojas de remolacha: fuentes de riboflavina (vitamina B_{12}).
☐ Vegetales verdes: ricos en clorofila.

Recetas de zumos recomendadas
Compulsiones

Compulsión por los dulces

Ginger Mix

1 rodaja de raíz de jengibre de 1/2 cm aprox.
4 o 5 zanahorias, sin hojas
1/2 manzana, sin pepitas

Pase por la licuadora el jengibre junto con la manzana y las zanahorias.

Aperitivo de espinacas

Un manojito de espinacas
4 o 5 zanahorias, sin hojas
1/2 manzana, sin pepitas

Comprima las espinacas y páselas por la licuadora junto con las zanahorias y la manzana.

Ensalada de hortalizas especial

3 ramitos de bróculi
1 diente de ajo
4 o 5 zanahorias,
o 2 tomates
2 tallos de apio
1/2 pimiento verde

Pase el bróculi y el ajo por la licuadora con las zanahorias o los tomates. Añada a continuación el apio y el pimiento verde.

Cóctel depurativo de Cherie

1 rodaja de raíz de jengibre de 1/2 cm aprox.
1 remolacha
1/2 manzana, sin pepitas
4 zanahorias, sin hojas

Pase el jengibre, la remolacha y la manzana, junto con las zanahorias, por la licuadora.

Tónico mineral

Un manojo de perejil
2 hojas de nabo
1 hoja de berza
4 o 5 zanahorias, sin hojas

Enrolle el perejil en las hojas de nabo y berza y páselos por la licuadora con las zanahorias.

Caldo de potasio

Un manojo de perejil
Un manojo de espinacas
4 o 5 zanahorias, sin hojas
2 tallos de apio

Comprima el perejil y las hojas de espinacas y páselos por la licuadora junto con las zanahorias y el apio.

Combinado de ajo

Un manojo de perejil
1 diente de ajo
4 o 5 zanahorias, sin hojas
2 tallos de apio

Comprima el perejil y páselo por la licuadora con el ajo, las zanahorias y el apio.

Combinado de tomate

Un manojo de espinacas
Un puñado de perejil
2 tomates
1/2 pimiento verde
Tabasco

Comprima las espinacas y el perejil y páselos por la licuadora con los tomates y el pimiento verde. Añada tabasco.

Cóctel de clorofila

3 hojas de remolacha
Un puñado de perejil
Un manojo de espinacas
4 zanahorias, sin hojas
1/2 manzana, sin pepitas

Comprima las hojas de remolacha, el perejil y las espinacas y páselos por la licuadora junto con las zanahorias y la manzana.

Combinado de ácido fólico

2 hojas de berza
Un puñadito de perejil
Un manojito de espinacas
4 o 5 zanahorias, sin hojas

Comprima la berza, el perejil y las espinacas y páselos por la licuadora junto con las zanahorias.

Aperitivo rico en hierro

3 hojas de remolacha
4 o 5 zanahorias, sin hojas
1/2 pimiento verde
1/2 manzana, sin pepitas

Comprima las hojas de remolacha y páselas por la licuadora con las zanahorias. Añada a continuación el pimiento verde y la manzana.

Tónico primaveral

Un manojo de perejil
4 zanahorias, sin hojas
1 diente de ajo
2 tallos de apio

Comprima el perejil y páselo por la licuadora con las zanahorias, el ajo y el apio.

Aperitivo de espinacas

Un manojito de espinacas
4 o 5 zanahorias, sin hojas
1/2 manzana, sin pepitas

Comprima las espinacas y páselas por la licuadora junto con las zanahorias y la manzana.

Compulsión por la mantequilla de cacahuete

Cóctel de piña

1 rodaja de piña, de unos 8 cm, con corteza
1/2 manzana, sin pepitas
1/2 vaso de leche de coco

Pase la piña por la licuadora junto con la manzana. Vierta el zumo en un vaso y añada leche de coco.

Ginger Mix

1 rodaja de raíz de jengibre de 1/2 cm aprox.
4 o 5 zanahorias, sin hojas
1/2 manzana, sin pepitas

Pase por la licuadora el jengibre junto con la manzana y las zanahorias.

Combinado de ajo

Un manojo de perejil
1 diente de ajo
4 o 5 zanahorias, sin hojas
2 tallos de apio

Comprima el perejil y páselo por la licuadora con el ajo, las zanahorias y el apio.

Compulsión por los alimentos ácidos

Cóctel de clorofila

3 hojas de remolacha
Un puñado de perejil
Un manojo de espinacas
4 zanahorias, sin hojas
1/2 manzana, sin pepitas

Comprima las hojas de remolacha, el perejil y las espinacas y páselos por la licuadora junto con las zanahorias y la manzana.

Cóctel rico en calcio

3 hojas de berza
Un puñadito de perejil
4 o 5 zanahorias, sin hojas
1/2 manzana, sin pepitas

Comprima el perejil y la berza y páselos por la licuadora junto con las zanahorias y la manzana.

Limonada de Cherie

3 o 4 manzanas, sin pepitas
1/4 de limón

Pase las manzanas y el limón por la licuadora.

Cóctel de Navidad

2 manzanas, sin pepitas
Un racimo grande de uvas
1 gajo de limón

Pase las manzanas, las uvas y el limón por la licuadora.

Delgadez

Las posibilidades de aumentar de peso están condicionadas por la causa de la pérdida inicial. Algunas personas están genéticamente programadas para ser delgadas, y les resulta muy difícil aumentar de peso. Según las estadísticas, estas personas viven más años y tienen menos problemas de salud que las obesas. Sin embargo, en las personas ancianas la delgadez puede ser un síntoma de desnutrición.

Recomendaciones generales

Si experimenta una pérdida de peso repentina, haga que le realicen un examen médico. El adelgazamiento producido por el cáncer requiere un tratamiento especial. (Véase **Cáncer**.) Es frecuente que las personas que están bajo medicación pierdan peso, debido a la falta de apetito. Consulte a su médico o farmacéutico si sospecha que éste es su problema. Para las personas de complexión delgada, el ejercicio es la mejor manera de mantenerse en forma. Las drogas y el alcohol pueden causar adelgazamiento y, en este caso, la abstinencia es la única solución. Si fuma, déjelo: la nicotina aumenta el índice metabólico.

Modificaciones en la dieta

1. Siga la «Dieta básica» (p. 335).
2. Aumente la cantidad de calorías; incluya en su dieta hidratos de carbono complejos, como pasta de cereales integrales, patatas y plátanos. No consuma demasiada grasa, porque con ello aumentará el riesgo de padecer cáncer o enfermedades cardíacas.
3. En lugar de comer calorías, bébalas. Pruebe los zumos revitalizantes de alto contenido calórico que aparecen al final de esta sección. A menudo, resulta más fácil beber los alimentos que comerlos.

4. Elimine las bebidas que contengan cafeína, como el café, el té y algunos refrescos de cola: aumentan el índice metabólico.

Nutrientes beneficiosos

□ **El cinc** es beneficioso, porque en casos de deficiencia causa pérdida del sentido gustativo, que puede contribuir a la falta de apetito.

Zumos beneficiosos

□ Jengibre, perejil y zanahoria: fuentes de cinc.
□ Limón: estimulante tradicional del apetito.
□ Zanahoria, berza y perejil: zumos ricos en minerales que proporcionan los nutrientes que el cuerpo necesita para estar en forma.
□ Melón, piña y uvas: fuentes naturales de azúcar, que aumentan los niveles de calorías.

Recetas de zumos recomendadas
Delgadez

Limón con burbujas

1 limón pequeño
Agua mineral con gas

Licúe el limón. Vierta el zumo en un vaso con hielo picado. Termine de llenarlo con agua mineral con gas.

Batido de fresas

1/2 kg de fresas
1/2 pera, en su punto
1 plátano maduro
1 cucharada de levadura de cerveza

Pase las fresas y la pera por la licuadora. Vierta el zumo junto con el plátano y la levadura en la batidora y mézclelo hasta que tenga consistencia.

Crema de cerezas agridulce

Un cuenco de cerezas, deshuesadas
125 g de yogur desnatado

Licúe las cerezas y vierta el zumo, junto con el yogur, en la batidora. Mézclelo hasta obtener una crema fina.

Néctar tropical

1 fruto de pasionaria, pelado
1/2 papaya, pelada
1 nectarina
1 plátano
1 gajo de naranja para adornar

Pase por la licuadora el fruto de pasionaria, la papaya y la nectarina. Vierta el zumo en la batidora, junto con el plátano y hielo picado; mézclelo hasta conseguir una bebida granizada. Adorne con el gajo de naranja.

Tónico mineral

Un manojo de perejil
2 hojas de nabo
1 hoja de berza
4 o 5 zanahorias, sin hojas

Enrolle el perejil en las hojas de nabo y berza y páselos por la licuadora con las zanahorias.

Aperitivo rojo

Un racimo mediano de uvas negras
1/2 cuenco de cerezas, deshuesadas
1/2 cuenco de arándanos
Un puñado de bayas (de cualquier otra clase)

Licúe las uvas, las cerezas y las bayas y vierta el zumo en un vaso o recipiente con hielo muy picado. Añada unas bayas enteras y cómalo con cuchara.

Batido de arándanos

1/2 kg de arándanos
1 plátano maduro
2 cucharadas de proteínas en polvo

Licúe los arándanos. Vierta el zumo, junto con el plátano y las proteínas en polvo, en la batidora. Mézclelo hasta conseguir una pasta fina.

Ginger Mix

1 rodaja de raíz de jengibre de 1/2 cm aprox.
4 o 5 zanahorias, sin hojas
1/2 manzana, sin pepitas

Pase por la licuadora el jengibre junto con la manzana y las zanahorias.

Demencia senil

Véase Enfermedad de Alzheimer.

Depresión

La depresión es un estado mental que se caracteriza por una sensación de desánimo, tristeza y vacío. Los síntomas pueden incluir mal apetito (acompañado de una dieta inadecuada y pérdida de peso) o un apetito feroz (con aumento de peso), insomnio o exceso de sueño, alteración de las actividades habituales, falta de interés, fatiga, pérdida de concentración y de autoestima, sentimiento de falsa culpabilidad y pensamientos de suicidio o muerte. En algunos casos la depresión es la respuesta lógica a algún acontecimiento de la vida. Para que se pueda diagnosticar un estado de depresión (que incluya como mínimo cuatro de los síntomas anteriores) se debe experimentar durante al menos un mes y debe definirse como poco lógico respecto a los hechos de la vida. Las causas de la depresión se dividen en psicológicas, sociológicas, bioquímicas o fisiológicas. Es decir, pueden abarcar desde una reacción desmesurada ante un acontecimiento personal o ante una gran tensión, falta de luz solar durante los meses de invierno (trastorno afectivo estacional), deficiencias en cuanto a nutrición, dieta inadecuada, azúcar, cafeína, nicotina, trastornos de las glándulas tiroides o suprarrenal, alteraciones hormonales, alergias, factores ambientales y microbianos hasta cualquier problema físico grave.

Recomendaciones generales

Algunos estudios han revelado que los niveles de colina (una amina que se encuentra en los tejidos de plantas y animales) son extremadamente altos en los pacientes con depresión. A veces existe una relación entre esta enfermedad y una anormalidad en el transporte de colina: éste es uno de los casos en que las alteraciones bioquímicas pueden causar depresión. Junto con un tratamiento psiquiátrico adecuado, una buena nutrición es de vital importancia. Las investigaciones han demostrado que los nutrientes pueden influir en gran medida en la actividad bioquímica y mental. Los médicos nutricionistas creen que la dieta suele ser causa de depresión y que la dieta occidental –basada en comidas rápidas, tentempiés y malos hábitos alimentarios– es el principal causante. Los alimentos que comemos controlan los neurotransmisores del cerebro, que regulan el comportamiento.

El ejercicio es también una parte esencial en el tratamiento de la depresión. Por sí solo puede proporcionar una enorme mejoría en el estado anímico y en el control del estrés. Un estudio reciente ha demostrado que la depresión disminuye cuando se aumenta la actividad física. Saque a pasear a su perro y, si no tiene uno, pídalo prestado. Haga cualquier cosa que le obligue a moverse.

Y ríase. El viejo refrán «La risa es la mejor de las medicinas» es ahora tan actual como cuando se acuñó. Alquile películas cómicas y ponga humor en su vida. Mantenga una actitud positiva y sonría más. El comportamiento externo acaba interiorizándose.

Para tratar las alergias a los alimentos, que pueden ser la causa de su depresión, pruebe la «Dieta de eliminación» (p. 346).

Modificaciones en la dieta

1. Coma abundantes proteínas de alta calidad, que se encuentran en pescados, pavo y legumbres (judías, lentejas y guisantes secos). Se recomienda tomar proteínas ricas en ácidos grasos esenciales, ya que aumentan la agudeza mental; se encuentran en el salmón y el pescado blanco. Un consumo inadecuado de proteínas puede reducir los niveles de hierro, tiamina, riboflavina, niacina y vitaminas B_6 y B_{12}. Aumente el consumo de alimentos ricos en estos nutrientes, así como el de alimentos ricos en calcio, como vegetales verdes, tortitas de maíz con lima, almendras, semillas de girasol y yogur desnatado. El estrés emocional disminuye los niveles de calcio y nitrógeno (presente en las proteínas).

2. Si toma antidepresivos inhibidores de la monoaminooxidasa, restrinja el consumo de alimentos que contengan tiramina. Estos alimentos incluyen queso curado, cerveza, vino tinto, cerveza sin alcohol, arenques en escabeche, hígado de pollo, habas, higos envasados, salchichas, salami, salsas elaboradas, aguacates maduros, salsa de soja fermentada, plátanos maduros, concentrados de levadura y pescados en escabeche o ahumados. También se deben evitar los productos en mal estado, demasiado maduros o pasados.

3. Evite las grasas saturadas. Las grasas pueden dificultar la síntesis de neurotransmisores cerebrales, porque producen un agrupamiento de las células sanguíneas, y en consecuencia provocan una mala circulación en el cerebro.

4. Evite la cafeína y el azúcar. Las investigaciones han demostrado que algunas personas experimentan una gran mejoría tras eliminar el consumo de dulces. Por otro lado, algunos pacientes con depresión logran mejorar su estado anímico cuando suprimen la cafeína.

5. Aumente el consumo de alimentos ricos en triptófano. El triptófano es el aminoácido esencial responsable de la producción de serotonina, una sustancia cerebral que eleva el ánimo y permite que el sueño sea normal. El transporte de triptófano al cerebro puede resultar inhibido en las personas con depresión, porque el triptófano rivaliza con otros aminoácidos para entrar en el cerebro. Las comidas ricas en proteínas suelen contener cantidades mucho mayores de estos otros aminoácidos. Pero se ha demostrado que los alimentos ricos en hidratos de carbono ayudan al organismo a absorber triptófano. Una buena combinación es por ejemplo un sándwich de pavo con pan integral. El pavo es rico en triptófano y el pan integral proporciona abundantes hidratos de carbono. La leche, los plátanos, los higos y los dátiles son también fuentes de triptófano.

6. Aumente el consumo de frutas y verduras crudas (y de sus zumos), de legumbres y de cereales integrales. Estos alimentos son ricos en hidratos de carbono complejos y ayudan a estimular la producción de serotonina.

7. Pruebe un ayuno con zumos de entre uno y cinco días. (Véase p. 350 para más información.) Cherie descubrió que muchos de sus pacientes se encontraban mucho mejor tras un ayuno a base de zumos.

Nutrientes beneficiosos

☐ **La biotina** es beneficiosa, porque en casos de deficiencia puede causar depresión. Este nutriente abunda en la soja verde, la harina integral y el salvado de arroz.

☐ **El ácido fólico** es importante, porque en casos de carencia puede provocar depresión.

☐ **La vitamina B_6** falta en el organismo cuando se usan antidepresivos inhibidores de la monoaminooxidasa.

☐ **La riboflavina** es beneficiosa, porque en casos de deficiencia se ha asociado a la depresión.

☐ La deficiencia de **tiamina** es frecuente en casos de depresión.

☐ Una deficiencia de **vitamina B_{12}** puede causar depresión. Consulte a su médico para que le proporcione este complemento.

☐ **La vitamina C** es aconsejable, porque en casos de deficiencia se ha asociado a la depresión.

☐ Los complementos de **calcio** pueden ser muy eficaces para las personas de edad y para las depresiones relacionadas con el parto y la menopausia.

☐ **El hierro** es imprescindible, porque en casos de deficiencia se ha asociado a la depresión.

☐ **El magnesio** es beneficioso, porque en casos de deficiencia se ha asociado a la depresión.

☐ **El potasio** es beneficioso, porque en casos de deficiencia se ha asociado a la depresión.

☐ **Los ácidos grasos omega-6,** abundantes en el aceite de onagra, pueden ser escasos en caso de depresión.

Zumos beneficiosos

☐ Espinaca, berza, hojas de remolacha y bróculi: fuentes de ácido fólico.
☐ Berza, espinaca, hojas de nabo y pimiento morrón: fuentes de vitamina B_6.
☐ Berza, perejil, bróculi y hojas de remolacha: fuentes de riboflavina.
☐ Ajo: fuente de tiamina.
☐ Berza, perejil, pimiento verde y bróculi: fuentes de vitamina C.
☐ Berza, perejil, bróculi y espinaca: fuentes de calcio.
☐ Perejil, hojas de remolacha, hojas de diente de león y espinaca: fuentes de hierro.
☐ Hojas de remolacha, espinaca, perejil y ajo: fuentes de magnesio.
☐ Perejil, ajo, espinaca y zanahoria: fuentes de potasio.

Recetas de zumos recomendadas
Depresión

Cóctel de clorofila

3 hojas de remolacha
Un puñado de perejil
Un manojo de espinacas
4 zanahorias, sin hojas
1/2 manzana, sin pepitas

Comprima las hojas de remolacha, el perejil y las espinacas y páselos por la licuadora junto con las zanahorias y la manzana.

Cóctel rico en calcio

3 hojas de berza
Un puñadito de perejil
4 o 5 zanahorias, sin hojas
1/2 manzana, sin pepitas

Comprima el perejil y la berza y páselos por la licuadora junto con las zanahorias y la manzana.

Caldo de potasio

Un manojo de perejil
Un manojo de espinacas
4 o 5 zanahorias, sin hojas
2 tallos de apio

Comprima el perejil y las hojas de espinacas y páselos por la licuadora junto con las zanahorias y el apio.

Combinado de ajo

Un manojo de perejil
1 diente de ajo
4 o 5 zanahorias, sin hojas
2 tallos de apio

Comprima el perejil y páselo por la licuadora con el ajo, las zanahorias y el apio.

Ensalada de hortalizas especial

3 ramitos de bróculi
1 diente de ajo
4 o 5 zanahorias, o 2 tomates
2 tallos de apio
1/2 pimiento verde

Pase el bróculi y el ajo por la licuadora con las zanahorias o los tomates. Añada a continuación el apio y el pimiento verde.

Sorpresa verde

1 hoja grande de berza
2 o 3 manzanas verdes, sin pepitas
Corteza de lima para adornar

Comprima la hoja de berza y pásela por la licuadora junto con las manzanas. Adorne con la corteza de lima. La sorpresa consiste en que no notará el sabor de la berza.

Diabetes mellitus

La diabetes mellitus es un trastorno crónico del metabolismo de hidratos de carbono, grasas y proteínas, que se caracteriza por altos niveles de glucosa en la sangre. Es el resultado de una producción insuficiente de insulina en el páncreas. Sin insulina el cuerpo no puede utilizar la glucosa, y, en consecuencia, el nivel de glucosa en la sangre aumenta. Existen cinco tipos de diabetes: tipo I o diabetes dependiente de la insulina; tipo II o diabetes no dependiente de la insulina; tipo III o diabetes secundaria; tipo IV o diabetes del embarazo; y tipo V o diabetes por intolerancia a la glucosa.

La diabetes mellitus está directamente relacionada con la dieta occidental. No es un trastorno común en las culturas que tienen una dieta más «primitiva»: compuesta por cereales integrales, verduras y frutas, y en la que, además, se consumen pocas proteínas animales (o ninguna) y ningún alimento refinado. También la obesidad está relacionada con la diabetes, sobre todo con la no dependiente de la insulina.

De los cinco tipos de diabetes, los dos primeros son los que se dan con más frecuencia. Los síntomas de la diabetes de tipo I incluyen sed intensa, fatiga, excreción de orina frecuente, náuseas o vómitos y enorme apetito. Esta diabetes se da sobre todo en niños y jóvenes, y se trata normalmente con inyecciones de insulina y una dieta adecuada. Los síntomas de la diabetes de tipo II pueden incluir visión borrosa, picores, sed intensa, somnolencia, obesidad, fatiga, infecciones cutáneas, mala cicatrización de heridas y hormigueo o entumecimiento en los pies. Este tipo de diabetes suele aparecer en edades más avanzadas, y en la mayoría de los casos se controla con cambios en la dieta.

Recomendaciones generales

El ejercicio físico es muy eficaz en el tratamiento de la diabetes. Puede aumentar la sensibilidad a la insulina, con lo que disminuye la necesidad de tomar inyecciones de esta sustancia; mejorar la tolerancia a la glucosa; aumentar el número de receptores de insulina; reducir el colesterol sérico y los triglicéridos, a la vez que aumenta los niveles de HDL; y ayudar a perder peso a los diabéticos obesos. Sin embargo, para evitar riesgos, el programa de ejercicios físicos para los diabéticos debe ser planificado con sumo cuidado.

La dieta es quizá el factor más importante para el tratamiento de la diabetes. James Anderson concibió la dieta de fibra vegetal rica en hidratos de carbono (DFHC), que ha recibido un gran apoyo y atención en la literatura científica, y se considera la dieta más adecuada para este trastorno. Muchos profesionales médicos y nutricionistas estiman que la dieta basada en la combinación de alimentos resulta menos recomendable que la DFHC. La dieta combinatoria es mucho más alta en proteínas, colesterol y grasas. Esta dieta se basa en seis grupos de alimentos: leche, verduras, frutas, pan, carnes y grasas, y permite tomar un 35 % de las calorías totales en forma de grasa, cantidad que, según numerosos estudios, puede producir aterosclerosis. El total de hidratos de carbono de esta dieta es mucho más bajo que el de la DFHC, en la que entre el 40 % y el 45 % de las calorías totales se obtienen de los hidratos de carbono. Los estudios científicos han demostrado que una dieta rica en hidratos de carbono complejos mejora el control de glucosa de la sangre. La dieta DFHC contiene entre un 70 % y un 75 % de hidratos de carbono complejos (verduras, frutas, legumbres y granos integrales); entre un 15 % y un 20 % de proteínas; y sólo entre un 5 % y un 10 % de grasa. En nuestra opinión, la dieta DFHC modificada es más conveniente que la primera versión, porque reduce la cantidad de granos elaborados y excluye los zumos de frutas, las frutas bajas en fibra, la leche desnatada y la margarina. Esta dieta se detalla a continuación, en el apartado «Modificaciones en la dieta».

Modificaciones en la dieta

*1. **Siga una dieta vegetariana o cuasi vegetariana (pescados y aves una vez por semana).*** Se ha comprobado que esta dieta reduce el riesgo de muerte por diabetes.
*2. **Consuma abundantes cantidades de ajo y cebolla.*** Estos alimentos disminuyen el nivel de azúcar en la sangre.
*3. **Consuma abundantes cantidades de alimentos crudos y de zumos de verduras crudas.*** Existen pruebas de que estos alimentos son muy beneficiosos para los diabéticos. El doctor John Douglas descubrió que estos pacientes toleran mejor los hidratos de carbono altos en fibra crudos que los cocinados, y que los hidratos de carbono crudos ayudan a regular los niveles de azúcar en la sangre. Además, los alimentos crudos reducen la necesidad de comer otros alimentos. El doctor Max Bircher-Benner, fundador de la famosa clínica Bircher-Benner, utilizaba zumos de productos crudos como base principal de muchos de sus tratamientos de dieta, incluidos los empleados para pacientes diabéticos.
*4. **Evite los zumos de frutas.*** Es posible que pueda utilizar unas pocas rodajas de manzana para endulzar los zumos de verduras, pero, si incluso esta pequeña cantidad de fruta aumenta los niveles de glucosa, se debe suprimir.
*5. **Elimine todos los azúcares.*** La sacarosa se ha asociado con la disminución de la tolerancia a la glucosa. Todos los azúcares simples (endulzantes) se eliminan de la dieta DFHC y de su versión modificada. Está comprobado que la sacarosa y la fructosa aumentan los niveles de colesterol sérico total, de lipoproteínas de baja densidad, de triglicéridos y de ácido úrico. No recomendamos tomar endulzantes artificiales para sustituir el azúcar, debido a los riesgos para la salud que se han relacionado con ellos.

Nutrientes beneficiosos

☐ **La vitamina B_6** es importante, porque en casos de deficiencia se ha asociado con la diabetes.
☐ **La vitamina C** puede ser escasa.
☐ **La vitamina E** parece ser necesaria en mayores cantidades en los casos de diabetes.
☐ **El cromo** es un componente necesario para aumentar la tolerancia a la glucosa. La intolerancia a la glucosa es uno de los síntomas de deficiencia de cromo.
☐ **El cobre** es beneficioso, porque en casos de deficiencia se ha asociado a la intolerancia a la glucosa.
☐ Los niveles de **magnesio** son muy bajos en los diabéticos.
☐ **El manganeso** es necesario para el metabolismo de glucosa.
☐ **El potasio** mejora la secreción de insulina y la sensibilidad a esta sustancia.
☐ **El cinc** es beneficioso, porque en casos de deficiencia puede ser decisivo en el desarrollo de la diabetes.

Zumos beneficiosos

☐ Berza, espinaca, hojas de nabo y pimiento morrón: fuentes de vitamina B_6.
☐ Berza, perejil, pimiento verde y bróculi: fuentes de vitamina C.
☐ Espinaca, espárrago y zanahoria: fuentes de vitamina E.
☐ Patata, pimiento verde, manzana y espinaca: fuentes de cromo.
☐ Zanahoria, ajo y raíz de jengibre: fuentes de cobre.
☐ Hojas de remolacha, espinaca, perejil y ajo: fuentes de magnesio.
☐ Espinaca, hojas de remolacha, zanahoria y bróculi: fuentes de manganeso.
☐ Perejil, acelga, ajo y espinaca: fuentes de potasio.
☐ Raíz de jengibre, perejil, patata, ajo y zanahoria: fuentes de cinc.

Recetas de zumos recomendadas
Diabetes mellitus

Combinado digestivo

Un manojo de espinacas
4 o 5 zanahorias, sin hojas

Comprima las espinacas y páselas por la licuadora junto con las zanahorias.

Caldo de potasio

Un manojo de perejil
Un manojo de espinacas
4 o 5 zanahorias, sin hojas
2 tallos de apio

Comprima el perejil y las hojas de espinacas y páselos por la licuadora con las zanahorias y el apio.

Cóctel de clorofila

3 hojas de remolacha
Un puñado de perejil
Un manojo de espinacas
4 zanahorias, sin hojas
1/2 manzana, sin pepitas

Comprima las hojas de remolacha, el perejil y las espinacas y páselos por la licuadora junto con las zanahorias y la manzana.

Ensalada de hortalizas especial

3 ramitos de bróculi
1 diente de ajo
4 o 5 zanahorias,
o 2 tomates
2 tallos de apio
1/2 pimiento verde

Pase el bróculi y el ajo por la licuadora con las zanahorias o los tomates. Añada a continuación el apio y el pimiento verde.

Combinado de tomate

Un manojo de espinacas
Un puñado de perejil
2 tomates
1/2 pimiento verde
Tabasco

Comprima las espinacas y el perejil y páselos por la licuadora con los tomates y el pimiento verde. Añada tabasco.

Combinado de ajo

Un manojo de perejil
1 diente de ajo
4 o 5 zanahorias, sin hojas
2 tallos de apio

Comprima el perejil y páselo por la licuadora con el ajo, las zanahorias y el apio.

Cóctel rico en calcio

3 hojas de berza
Un puñadito de perejil
4 o 5 zanahorias, sin hojas
1/2 manzana, sin pepitas

Comprima el perejil y la berza y páselos por la licuadora junto con las zanahorias y la manzana.

Refresco bajo en calorías

1 manzana, sin pepitas
1/4 de lima
Agua mineral con gas

Licúe la manzana y la lima y vierta el zumo en un vaso alto, con hielo picado. Termine de llenarlo con el agua mineral.

Tónico para el páncreas

3 hojas de lechuga
4 o 5 zanahorias, sin hojas
1 puñado de judías verdes
2 coles de Bruselas

Comprima las hojas de lechuga y páselas por la licuadora junto con las zanahorias, las judías verdes y las coles de Bruselas.

Diarrea

La diarrea se caracteriza por deposiciones frecuentes y acuosas, que pueden ir acompañadas de calambres y dolores abdominales. Suele ser un síntoma de alteraciones gastrointestinales, pero también puede indicar que existen trastornos más graves, como disentería, colitis ulcerosa o enfermedad de Crohn. La diarrea puede ser funcional (por tensión o irritación); orgánica (por lesión intestinal); osmótica (por intolerancia a la grasa, la lactosa, los hidratos de carbono simples o la glucosa; por endulzantes artificiales; o por consumo excesivo de vitamina C); o secretoria (por virus, bacterias, bilis, ácidos, hormonas o laxantes). La más grave es la secretoria. Se ha comprobado que la diarrea crónica es un síntoma muy frecuente de las alergias a los alimentos.

Recomendaciones generales

No se recomienda tomar medicamentos por cuenta propia para cortar la diarrea, puesto que quizá el cuerpo esté eliminando sustancias tóxicas. Si hay sangre en las deposiciones, las heces parecen alquitrán o la situación persiste durante más de dos o tres días, consulte a su médico. Si sufre diarrea crónica (reaparición frecuente de los síntomas), le recomendamos que compruebe si es alérgico a algún alimento. La «Dieta de eliminación» (p. 346) o las dietas alternativas pueden ser beneficiosas.

Modificaciones en la dieta

1. Beba muchos fluidos para evitar la deshidratación. La piel arrugada y la boca seca son síntomas de deshidratación. Sustituya los electrólitos (minerales) por zumos frescos. Los de frutas deben ser diluidos con agua. Los zumos de zanahoria y de vegetales verdes contienen abundantes minerales que pueden realizar la misma función que los electrólitos. Existe un antiguo remedio naturópata que consiste en ingerir cantidades iguales de *choucroute* (col blanca fermentada) y de zumo de tomate. El zumo de *choucroute* puede ser sustituido por zumo de col, ya que las sustancias que ésta contiene cicatrizan las lesiones intestinales.
2. Evite el café (que puede empeorar la diarrea), el alcohol y las bebidas carbonatadas, así como las comidas y las bebidas frías. El calor favorece la digestión. Además, el agua de arroz resulta muy adecuada; para prepararla cueza media taza de arroz integral con tres tazas de agua durante cuarenta y cinco minutos y cuélelo. Beba tres tazas diarias. Por otro lado, las infusiones de hierbas, como la de manzanilla y las de hojas de frambuesa o de zarzamora, son también eficaces. El té de jengibre es muy bueno para los calambres y el dolor abdominal (vea las recetas al final de esta sección).
3. Mientras tenga diarrea, es aconsejable que evite los productos lácteos (excepto el yogur natural), las judías, las grasas, el trigo o cualquier otro alimento que pueda ser

alergénico, así como todos los alimentos sólidos. También puede seguir durante unos días un «Ayuno con zumos» (p. 350). Sin embargo, recuerde que debe beber sobre todo zumos de verduras.

4. Tome un complemento de pectina, una fibra soluble que se ha utilizado durante mucho tiempo como remedio para la diarrea. La pectina forma una sustancia gelatinosa al mezclarse con agua. Tome una cucharada tres veces al día.

5. Tome lactobacilos acidófilos para restablecer las bacterias intestinales beneficiosas. Se recomienda tomar media cucharada de acidófilos o de megadófilos tres veces al día.

6. Lleve una dieta compuesta por plátanos, arroz, manzanas y tés, un remedio tradicional para el malestar de estómago y la diarrea.

7. Cuando las deposiciones comiencen a tener forma, vuelva a tomar alimentos en pequeñas cantidades. Puede comer, por ejemplo, sopas, arroz integral bien hecho, crema de arroz integral, yogur natural, verduras cocidas y manzanas ralladas.

8. Véase también **Colitis** e **Indigestión**.

Nutrientes beneficiosos

☐ **El ácido fólico,** en forma de complemento, puede ser muy eficaz para la diarrea crónica.

☐ **El sodio** puede disminuir en grandes cantidades con la diarrea.

☐ **El potasio** puede disminuir en grandes cantidades con la diarrea.

☐ **El magnesio** puede perderse en grandes cantidades, a causa de la diarrea.

☐ **Los complementos de vitaminas y minerales** pueden ser necesarios para reemplazar los nutrientes perdidos.

Zumos beneficiosos

☐ Espinaca, berza, hojas de remolacha y bróculi: fuentes de ácido fólico.

☐ Hojas de remolacha, remolacha, espinaca, apio y zanahoria: fuentes de sodio orgánico.
☐ Perejil, ajo, espinaca, zanahoria y lombarda: fuentes de potasio.
☐ Hojas de remolacha, espinaca, perejil y remolacha: fuentes de magnesio.

Recetas de zumos recomendadas
Diarrea

Cóctel de col

1/4 de col
2 tomates

Pase la col y los tomates por la licuadora.

Combinado digestivo

Un manojo de espinacas
4 o 5 zanahorias, sin hojas

Comprima las espinacas y páselas por la licuadora junto con las zanahorias.

Té de jengibre

1 rodaja de raíz de jengibre de unos 5 cm
1/4 de limón
1/2 litro de agua
Canela en rama, en trozos
4 o 5 clavos
Una pizca de nuez moscada o cardamomo

Vierta en un cazo el zumo obtenido del limón y el jengibre. Añada el agua, la canela y los clavos. Deje cocer a fuego lento. Por último, añada la nuez moscada o el cardamomo.

Ensalada de hortalizas especial

3 ramitos de bróculi
1 diente de ajo
4 o 5 zanahorias,
o 2 tomates
2 tallos de apio
1/2 pimiento verde

Pase el bróculi y el ajo por la licuadora con las zanahorias o los tomates. Añada a continuación el apio y el pimiento verde.

Caldo de potasio

Un manojo de perejil
Un manojo de espinacas
4 o 5 zanahorias, sin hojas
2 tallos de apio

Comprima el perejil y las hojas de espinacas y páselos por la licuadora junto con las zanahorias y el apio.

Tónico primaveral

Un manojo de perejil
4 zanahorias, sin hojas
1 diente de ajo
2 tallos de apio

Comprima el perejil y páselo por la licuadora con las zanahorias, el ajo y el apio.

Cóctel vegetal

Un puñadito de perejil
3 hojas de remolacha
2 tallos de apio
4 zanahorias, sin hojas

Comprima el perejil y la remolacha y páselos por la licuadora junto con el apio y las zanahorias.

Diverticulitis

La diverticulitis es la inflamación de uno o más sacos o bolsas (divertículos) de las paredes del tracto intestinal, que ocasiona un estancamiento de las heces en las bolsas dilatadas. Algunos pacientes no experimentan ningún síntoma, pero la mayoría se queja de trastornos mecánicos abdominales, calambres, fiebre alta, dolores, diarrea o estreñimiento. Esta enfermedad empeora con los años y se debe en parte a una pérdida de tensión de la mucosa intestinal. Las dietas inadecuadas y la falta de ejercicio son las causas principales. Las dietas bajas en fibra y en volumen hacen que las heces tengan poco grosor; estas heces de poco peso pueden causar una contracción del intestino delgado, y, en consecuencia, obstrucciones. La fuerza que se necesita para empujar una deposición seca y dura a través del intestino puede provocar una dilatación de los divertículos y, por lo tanto, la formación de las bolsas.

Recomendaciones generales

Los ejercicios de estiramiento pueden ser beneficiosos. Además, los masajes en la zona dolorida suelen proporcionar alivio. También los enemas alivian el dolor, y ayudan al intestino a eliminar los alimentos retenidos y sin digerir. No obstante, los cambios en la dieta son probablemente el tratamiento más eficaz para este trastorno.

Modificaciones en la dieta

1. ***Adopte una dieta rica en fibra.*** Antes se solía recomendar una dieta basada en alimentos poco digeribles, pero las investigaciones recientes indican que los pacientes con diverticulitis que siguen una dieta rica en fibra tienen menos dolores, defecan con más facilidad y sufren menos problemas mecánicos. Esta dieta consiste en salvado sin elaborar, arroz integral, pan y cereales integrales, frutas y verduras.

2. Durante los períodos críticos, siga un ayuno con zumos (p. 350) o un ayuno modificado. Los zumos de zanahoria, col y vegetales verdes son muy beneficiosos. También puede tomar purés de verduras.
3. Suprima de forma radical frutos secos, semillas, productos lácteos (excepto el yogur natural), carnes rojas, alimentos fritos, especias, dulces y alimentos elaborados.
4. Tome pectina, semillas de zaragatona, guar o salvado de avena (complementos de fibra) y acidófilos (bacterias intestinales beneficiosas) por las mañanas, antes de desayunar.

Nutrientes beneficiosos

☐ **El beta-caroteno** tiene un efecto curativo para la mucosa intestinal.
☐ **La vitamina K** es beneficiosa, porque en casos de deficiencia está relacionada con los trastornos intestinales.

Zumos beneficiosos

☐ Zanahoria, berza, perejil y espinaca: fuentes de beta-caroteno.
☐ Hojas de nabo, bróculi, lechuga y col: fuentes de vitamina K.

Recetas de zumos recomendadas Diverticulitis

Aperitivo de lechuga

3 hojas de lechuga
3 zanahorias, sin hojas
2 tallos de apio
1/2 manzana, sin pepitas

Comprima la lechuga y pásela por la licuadora junto con las zanahorias, el apio y la manzana.

Cóctel alcalino

1/4 de col
3 tallos de apio
3 zanahorias, sin hojas

Pase la col, el apio y las zanahoria por la licuadora.

Sopa de hortalizas

2 o 3 dientes de ajo
1 hoja de berza
1 tomate grande
2 tallos de apio
1 hoja de col rizada, picada
1 cucharada de costrones

Envuelva el ajo con la hoja de berza y páselos por la licuadora junto con el tomate y el apio. Vierta el zumo en un cazo, añada la col rizada picada y caliéntelo a fuego lento. Adorne con los costrones.

Cóctel de col

1/4 de col
2 tomates

Pase la col y los tomates por la licuadora.

Combinado digestivo

Un manojo de espinacas
4 o 5 zanahorias, sin hojas

Comprima las espinacas y páselas por la licuadora junto con las zanahorias.

Tónico primaveral

Un manojo de perejil
4 zanahorias, sin hojas
1 diente de ajo
2 tallos de apio

Comprima el perejil y páselo por la licuadora con las zanahorias, el ajo y el apio.

Dolor de cabeza

Véase Jaqueca.

Dolor de espalda

El dolor de espalda es un síndrome frecuente que se caracteriza por dolores y molestias en los músculos o en las uniones de los que pertenecen a distintas zonas, como la sacroiliaca. Este dolor es una señal de que algo no funciona en el organismo. Puede estar causado por infecciones, trastornos en la columna vertebral y otra serie de factores, incluido el estrés. En caso de padecerlo se debe consultar a un médico para tomar las medidas oportunas. Por otro lado, existen medios a su alcance que sirven de ayuda en el tratamiento.

Recomendaciones generales

Desde un punto de vista fisiológico, se puede controlar el dolor de espalda de muchos modos. Por ejemplo, los métodos de concentración y relajación pueden ser muy eficaces. Además, las terapias físicas, los masajes y la acupuntura proporcionan efectos terapéuticos. Quizá la dieta no influya en la percepción del dolor, si bien puede ser de gran importancia para la recuperación. Pero hay una excepción: a lo largo de la historia se han utilizado, para tratar el dolor, remedios de hierbas, como los pimientos rojos, el aceite de clavo y la manzanilla. También está demostrado que las castañas alivian el dolor de espalda.

Modificaciones en la dieta

1. *Siga la «Dieta básica» (p. 335).*

2. *Reduzca la ingesta de grasas animales.* Con ello, disminuirá el consumo de ácido araquídico, una de las causas del proceso inflamatorio.

3. *Coma más pescados grasos de aguas frías, como caballa, arenque y salmón.* Estos pescados contienen una sustancia que produce efectos antiinflamatorios.

4. *Evite el café instantáneo.* Según un estudio, este café obstruye los centros receptores del cerebro que ayudan a controlar el dolor. Cuando estos centros están bloqueados, el cuerpo es más susceptible al dolor.

5. *Siga una de las dietas de depuración (p. 349).* Mucha gente ha conseguido que los dolores disminuyan y que las heridas cicatricen gracias a estas dietas. Cherie sufrió fuertes dolores tras un accidente de coche que le produjo lesiones en el cuello. Después de seis meses de terapia sin apenas obtener resultados, siguió una dieta a base de zumos de tres días y experimentó una mejoría notable.

Nutrientes beneficiosos

□ **La vitamina K** resulta muy eficaz para controlar el dolor, según estudios todavía no publicados.

□ **El cobre** es beneficioso, porque en casos de deficiencia puede aumentar la percepción del dolor.

□ **La D-fenilalanina,** un aminoácido, puede aliviar el dolor crónico incluso en los casos en que los medicamentos no producen ningún resultado. Hable con su médico para que le proporcione este complemento.

Zumos beneficiosos

☐ Hojas de nabo, bróculi, lechuga, col y espinaca: fuentes de vitamina K.
☐ Zanahoria, ajo y raíz de jengibre: fuentes de cobre.

Recetas de zumos recomendadas
Dolor de espalda

Extracto vegetal

2 hojas de lechuga
1 trocito de col
4 o 5 zanahorias, sin hojas
3 ramitos de bróculi
1/2 manzana, sin pepitas

Comprima las hojas de lechuga y páselas por la licuadora con la col, las zanahorias, el bróculi y la manzana.

Ginger Mix

1 rodaja de raíz de jengibre de 1/2 cm aprox.
4 o 5 zanahorias, sin hojas
1/2 manzana, sin pepitas

Pase por la licuadora el jengibre junto con la manzana y las zanahorias.

Combinado digestivo

Un manojo de espinacas
4 o 5 zanahorias, sin hojas

Comprima las espinacas y páselas por la licuadora junto con las zanahorias.

Ginger Fizz

1 rodaja de raíz de jengibre de 1/2 cm aprox.
1 manzana, sin pepitas
Agua mineral con gas

Pase por la licuadora el jengibre con la manzana. Vierta el zumo en un vaso con hielo picado y termine de llenarlo con el agua mineral.

Caldo de potasio

Un manojo de perejil
Un manojo de espinacas
4 o 5 zanahorias, sin hojas
2 tallos de apio

Comprima el perejil y las hojas de espinacas y páselos por la licuadora con las zanahorias y el apio.

Dolor de garganta

En muchos casos este trastorno se debe a una invasión bacteriana o vírica de la mucosa de la garganta. Como consecuencia de la batalla que se libra entre el ejército de gérmenes invasores y el sistema inmunológico, se produce una inflamación, origen de los dolores. Es posible que su médico le recomiende antibióticos, cuya función consiste en destruir las bacterias agresoras. No olvide que los medicamentos habituales que se compran sin receta tan sólo disimulan los síntomas. Sin embargo, los remedios naturales que se citan a continuación fortalecen el sistema inmunológico, de modo que pueda proteger las células de infecciones con más eficacia.

Algunos dolores de garganta no están causados por infecciones, sino por otros agentes irritantes, por ejemplo el polvo, el humo, los gases, las comidas y bebidas muy calientes o los alergenos, como el polen. Al igual que las bacterias invasoras, estos agentes producen dolor e inflamación de garganta. Aunque la mayoría de las sugerencias que se ofrecen en esta sección se refieren a las infecciones bacterianas o víricas, las relacionadas con las inflamaciones le ayudarán a aliviar su dolor de garganta, sea cual fuere su causa. Si sospecha que su problema son las alergias, consulte a su médico.

Recomendaciones generales

Es conveniente permanecer en cama y descansar cuanto sea posible. Si el dolor persiste o existen posibilidades de que haya una infección estreptocócica, contacte con su médico. En ese caso el mejor tratamiento son los antibióticos. (Véase **Infecciones** para más información.) Recuerde que, si toma antibióticos, debe tomar además alguna fuente de acidófilos, por ejemplo yogur.

Modificaciones en la dieta

1. ***Siga la «Dieta de reforzamiento del sistema inmunológico» (p. 343).***
2. ***Reduzca el consumo de azúcares simples, incluidos los zumos de frutas.*** El azúcar debilita el efecto destructor de los leucocitos sobre las bacterias.
3. ***Tome abundantes cantidades de líquidos, por ejemplo zumos y caldos de verduras diluidos.*** Para las personas mayores de diecisiete años, resulta beneficioso seguir un «Ayuno con zumos» (p. 350) durante los dos primeros días.
4. ***Aumente el consumo de ajo, un antibiótico natural.*** Contiene una sustancia llamada alicina, que destruye los estreptococos de manera eficaz.
5. ***Incluya jengibre en su dieta.*** El jengibre es un agente antiinflamatorio natural.
6. ***Tome zumo de piña fresca.*** Se ha comprobado que la bromelaína, una enzima presente sólo en la piña, disminuye la inflamación. La piña es un remedio tradicional para el dolor de garganta.
7. Véase también **Resfriado común**.

Nutrientes beneficiosos

☐ **La bromelaína** reduce la inflamación.
☐ **La vitamina C y los bioflavonoides** refuerzan el sistema inmunológico y ayudan a combatir las infecciones.
☐ **El beta-caroteno** refuerza el sistema inmunológico.

Zumos beneficiosos

☐ Piña: única fuente de bromelaína, un agente con propiedades antiinflamatorias.
☐ Berza, bróculi y pimiento rojo: fuentes de vitamina C con poco azúcar.
☐ Col y tomate: fuentes de bioflavonoides con poco azúcar.
☐ Zanahorias, col rizada y berza: fuentes de beta-caroteno.
☐ Ajo: antibiótico natural.
☐ Jengibre: agente antiinflamatorio natural.

Recetas de zumos recomendadas
Dolor de garganta

Gárgaras tahitianas

1 limón entero

Haga gárgaras de forma enérgica con el zumo del limón.

Expectorante de limón y miel

1/2 limón
1 cucharada de miel (excepto para niños menores de un año)
Agua caliente

Mezcle en una taza la miel y el zumo del limón junto con el agua caliente. Tómelo a sorbos.

Polos para la garganta

3 rodajas de piña, con corteza
1 rodaja de raíz de jengibre de 1/2 cm aprox.
1 pera en su punto
Vasos pequeños de papel
Palitos para polos

Licúe la piña. Introduzca el jengibre con la pera en la licuadora. Vierta el zumo en los vasos, añada los palitos y métalos en el congelador.

Sopa instantánea

2 o 3 dientes de ajo
Un manojo de espinacas
1/2 pepino
1 tallo de apio
2 cucharadas de espinacas y apio, cortado muy fino
1 hojita de perejil para adornar

Envuelva el ajo con las espinacas y páselos por la licuadora junto con el pepino y el apio. Vierta el zumo en un cazo. Añada el resto de las verduras cortadas y caliéntelo a fuego lento. Adorne con una hojita de perejil. Sirva caliente.

Inmunizador natural

Un puñado de perejil
1 diente de ajo
5 zanahorias, sin hojas
3 tallos de apio

Comprima el perejil y páselo por la licuadora con el ajo, las zanahorias y el apio.

Té de menta especiado

Un manojito de menta
1 rodaja de raíz de jengibre de 1 cm aprox.
1 naranja, pelada (sin quitar la parte blanca)
Agua

Comprima la menta y pásela por la licuadora junto con el jengibre y la naranja. Vierta 60 ml del zumo en una taza y añada 125 ml de agua hirviendo.

Tónico especiado de Maureen

1/4 de piña, con corteza
1/2 manzana, sin pepitas
1 rodaja de raíz de jengibre de 1/2 cm aprox.

Pase la piña por la licuadora junto con la manzana y el jengibre.

Ginger Roger

3 rodajas de piña, con corteza
1 rodaja de raíz de jengibre de 1/2 cm aprox.

Pase las rodajas de piña y el jengibre por la licuadora.

Eccema (dermatitis atópica)

Este trastorno se ha convertido en sinónimo de dermatitis crónica. Al principio, la piel suele picar y ponerse roja e inflamada, con pequeñas ampollas y supuración de fluidos. Más adelante, se cubre de costras, escamas y asperezas. Además, pueden aparecer otros síntomas, como escozor, pápulas y presencia excesiva de bacterias. Los estudios han demostrado que el eccema es, al menos en parte, una respuesta de naturaleza alérgica. La disminución de ácido clorhídrico gástrico (hipoclorhidria) se ha asociado al eccema y a las alergias a los alimentos. También el estrés puede producir eccema.

Recomendaciones generales

El control de las alergias a los alimentos es una parte esencial en el tratamiento del eccema. Si sospecha que es alérgico a algunos alimentos pero no sabe a cuáles, pida a su médico que le realice una prueba completa de alergias a los alimentos. Las pruebas cutáneas no son siempre un medio eficaz para determinar las alergias; muchos médicos interesados en el campo de la nutrición recomiendan los análisis de sangre específicos para este trastorno. También puede probar la «Dieta de eliminación» (p. 346), que le ayudará a identificar los alimentos que causan el problema.

Modificaciones en la dieta

1. Aumente el consumo de pescados grasos de aguas frías, como caballa, arenque, sardinas, salmón, atún, ostras, anchoas y calamares. Se ha comprobado que los pacientes con eccema tienen dificultades para metabolizar los ácidos grasos esenciales, problema que, al parecer, surge al disminuir la producción de sustancias antiinflamatorias. Según algunos estudios, al incrementar el consumo de ácidos grasos esenciales, mediante la ingesta de pescados grasos al menos dos veces por semana y de aceites de pescado, de linaza (prensado en frío o de primera presión) o de onagra, los síntomas del eccema desaparecen en gran medida. Además, se debe reducir el consumo de grasas animales, debido a que producen sustancias que son fuentes de agentes inflamatorios.

2. Aumente el consumo de avena; se ha comprobado que tiene propiedades antiinflamatorias muy eficaces para el eccema. Puede tomarla cruda o cocinada. También son beneficiosas las cataplasmas de harina de avena. (Mezcle media taza de avena con agua o un poco de yogur, haga una pasta y extiéndala sobre la cara y sobre el resto de las zonas afectadas. Deje secar durante unos quince minutos. Aclare bien y mantenga los tejidos afectados secos y limpios.) Si existen señales de infección consulte a su médico. No intente tratar las infecciones por sí mismo.

3. Utilice la «Dieta de eliminación» (p. 346) para identificar las alergias a los alimentos.

Nutrientes beneficiosos

☐ **El beta-caroteno** es importante, porque en casos de deficiencia puede favorecer la aparición de asperezas, como en el caso de los eccemas.

☐ **Los bioflavonoides** son beneficiosos para controlar las inflamaciones y las alergias.

☐ **El selenio** puede ser escaso.

☐ **El cinc,** en forma de complemento, puede ser beneficioso.

Zumos beneficiosos

☐ Zanahoria, berza, perejil y espinaca: fuentes de beta-caroteno, que se transforma en vitamina A.

☐ Perejil, col, pimiento morrón y tomate: fuentes de bioflavonoides.

☐ Acelga, nabo, ajo y naranja: fuentes de selenio.

☐ Raíz de jengibre, perejil, patata, ajo y zanahoria: fuentes de cinc.

☐ Pepino: utilizado de forma tradicional para tratar la piel.

Recetas de zumos recomendadas
Eccema

Extracto de belleza

Un puñadito de perejil
Un manojo de espinacas
4 o 5 zanahorias, sin hojas
1/2 manzana, sin pepitas

Comprima el perejil y las espinacas y páselos por la licuadora junto con las zanahorias y la manzana.

Combinado refrescante para la piel

2 rodajas de piña, con corteza
1/2 pepino
1/2 manzana, sin pepitas

Pase la piña por la licuadora junto con el pepino y la manzana.

Refresco de pepino

1 tomate
1 pepino
2 tallos de apio
1 hojita de perejil para adornar

Pase el tomate por la licuadora, vierta el zumo en una bandeja para cubitos de hielo y métala en el congelador. Licúe el pepino y el apio. Vierta el zumo en un vaso alto, añada los cubitos de tomate y adorne con la hojita de perejil.

Combinado digestivo

Un manojo de espinacas
4 o 5 zanahorias, sin hojas

Comprima las espinacas y páselas por la licuadora junto con las zanahorias.

Caldo de potasio

Un manojo de perejil
Un manojo de espinacas
4 o 5 zanahorias, sin hojas
2 tallos de apio

Comprima el perejil y las hojas de espinacas y páselos por la licuadora junto con las zanahorias y el apio.

Ensalada de hortalizas especial

3 ramitos de bróculi
1 diente de ajo
4 o 5 zanahorias,
o 2 tomates
2 tallos de apio
1/2 pimiento verde

Pase el bróculi y el ajo por la licuadora con las zanahorias o los tomates. Añada a continuación el apio y el pimiento verde.

Ginger Mix

1 rodaja de raíz de jengibre de 1/2 cm aprox.
4 o 5 zanahorias, sin hojas
1/2 manzana, sin pepitas

Pase por la licuadora el jengibre junto con la manzana y las zanahorias.

Edema

Véase Retención de líquidos.

Encías sensibles

Véase Periodontitis.

Enfermedad de Alzheimer

La enfermedad de Alzheimer, también llamada demencia senil precoz, es similar a la demencia senil, pero afecta a personas de entre cuarenta y sesenta años. Esta enfermedad se caracteriza por pérdida de memoria, graves variaciones en el estado de ánimo, cambios de personalidad, incapacidad de concentración y de comunicación y percepción alterada del espacio y del tiempo. En las autopsias realizadas a estos enfermos se han descubierto grandes cantidades de aluminio y silicio en los haces neurofibrilares y en las placas seniles del cerebro. También se ha encontrado exceso de calcio, bromo y azufre. Por otro lado se ha comprobado que tenían deficiencia de potasio, selenio, boro, cinc y vitamina B_{12}. Por el momento, el único «remedio» es la prevención.

Recomendaciones generales

Debido a que la enfermedad de Alzheimer está relacionada con una importante acumulación de aluminio en el cerebro, se recomienda evitar en el uso diario todos los elementos o sustancias que lo contengan, como por ejemplo: el agua potable contaminada con aluminio, algunos antiácidos, varias irrigaciones, muchos desodorantes, algunos maquillajes, determinadas marcas de pasta de dientes, los medicamentos para la diarrea, los champús anticaspa, los envases de aluminio (como las latas de cerveza) y el papel de aluminio.

Con el fin de prevenir esta enfermedad o detener su avance en una fase temprana, se recomienda realizar análisis de sangre de forma regular para medir los niveles de minerales y metales pesados. Los análisis de pelo resultan eficaces para detectar metales pesados como el aluminio. Con los resultados de las pruebas, su médico le ayudará a tomar las medidas adecuadas para corregir las deficiencias y eliminar los excesos.

Modificaciones en la dieta

1. Siga la «Dieta básica» (p. 335).
2. Evite las comidas rápidas. También conviene eliminar los fritos, debido a las sustancias tóxicas conocidas como radicales libres, que se producen al freír los alimentos.
3. Evite las comidas cocinadas con papel de aluminio y las bebidas y alimentos envasados en recipientes de aluminio.
4. Adopte una dieta alta en fibra.
5. Siga un «Ayuno con zumos» (p. 350) varias veces al año, o utilice la «Dieta de depuración en seis semanas» (p. 366) una vez al año para que su cuerpo elimine los metales pesados.
6. Incluya caballa, sardinas y salmón en su dieta, ya que estos alimentos son ricos en coenzima Q_{10}, un antioxidante que facilita el transporte de oxígeno a las células.
7. Coma alimentos ricos en azufre, como cebollas, ajos, judías y huevos. Estos alimentos ayudan a limpiar el organismo de metales pesados. Las fibras solubles, como las pectinas, el guar, las semillas de zaragatona y el salvado de avena, son también eficaces agentes desintoxicantes.
8. Véase también **Pérdida de memoria**.

Nutrientes beneficiosos

☐ **El beta-caroteno** es un antioxidante que ayuda a desintoxicar el organismo.
☐ **La vitamina C** es un antioxidante que destruye los radicales libres.

- **Los bioflavonoides** potencian la eficacia de la vitamina C y son buenos para la circulación.
- **La vitamina E** es un antioxidante que mejora la circulación y la regeneración de los tejidos.
- **El selenio** es un antioxidante que ayuda a desintoxicar el cuerpo.

Zumos beneficiosos

- Zanahoria, berza, perejil y espinaca: fuentes de beta-caroteno.
- Berza, perejil, pimiento verde y espinaca: fuentes de vitamina C.
- Uvas, cerezas, pomelo y limón: fuentes de bioflavonoides. (Véase en **Envejecimiento** una lista más extensa.)
- Espinaca, espárrago y zanahoria: fuentes de vitamina E.
- Nabo, ajo y naranja: fuentes de selenio.

Recetas de zumos recomendadas Prevención de la enfermedad de Alzheimer

Caldo de potasio

Un manojo de perejil
Un manojo de espinacas
4 o 5 zanahorias, sin hojas
2 tallos de apio

Comprima el perejil y las hojas de espinacas y páselos por la licuadora con las zanahorias y el apio.

Cóctel supervegetal

Un puñadito de perejil
Un puñado de berros
4 zanahorias, sin hojas
3 tallos de apio
1/2 taza de hinojo picado
1/2 manzana, sin pepitas

Comprima el perejil y los berros y páselos por la licuadora junto con las zanahorias, el apio, el hinojo y la manzana.

Cóctel depurativo de Cherie

1 rodaja de raíz de jengibre de 1/2 cm aprox.
1 remolacha
1/2 manzana, sin pepitas
4 zanahorias, sin hojas

Pase el jengibre, la remolacha y la manzana, junto con las zanahorias, por la licuadora.

Tónico primaveral

Un manojo de perejil
4 zanahorias, sin hojas
1 diente de ajo
2 tallos de apio

Comprima el perejil y páselo por la licuadora con las zanahorias, el ajo y el apio.

Extracto de frutas

Un racimo mediano de uvas
1/2 manzana, sin pepitas
1/4 de limón

Pase las uvas por la licuadora junto con la manzana y el limón.

Enfermedad de Crohn

La enfermedad de Crohn es un trastorno intestinal inflamatorio de tipo crónico que suele afectar a personas de entre quince y treinta y cinco años. Se caracteriza por ataques intermitentes de diarrea, fiebre baja, anorexia, pérdida de peso, dolores abdominales, flatulencia y malestar. Las causas de la enfermedad de Crohn incluyen predisposición genética, agentes infecciosos, anomalías inmunológicas y dieta inadecuada. Si se padece durante años, suele deteriorar la función intestinal, con lo que disminuye la absorción de nutrientes; en consecuencia, el sistema inmunológico se debilita y la curación se retrasa. Este trastorno también puede incrementar el riesgo de contraer cáncer de colon.

Recomendaciones generales

Evite el estrés cuanto pueda, y mientras duren los ataques permanezca en reposo. Los paños de agua caliente pueden servir de alivio. Además, es muy importante defecar todos los días y, sobre todo, llevar una dieta adecuada.

Modificaciones en la dieta

1. Está demostrado que las dietas ricas en hidratos de carbono complejos tienen efectos muy beneficiosos. El salvado de trigo puede resultar demasiado irritante, pero la mayoría de los alimentos ricos en fibra se deberían tolerar bien, así como las frutas, las verduras, los cereales integrales, las semillas y los frutos secos. La fibra proveniente de la dieta produce efectos muy positivos en la flora intestinal.
2. En los casos más agudos de esta enfermedad, una dieta elemental constituye una alternativa eficaz y no tóxica a los corticosteroides. En una dieta elemental, como la que se suele dar en los hospitales, las proteínas se suministran a través de aminoácidos en estado libre o predigeridos.

3. Es muy aconsejable seguir una dieta de eliminación en casos de inflamación intestinal crónica. De este modo se identifican los alimentos perjudiciales, que deben ser eliminados de la dieta. (Véase p. 346 para más información.) Los alimentos nocivos más habituales son el trigo y los productos lácteos. También resulta beneficioso alternar dietas.

4. Evite todos los productos que contienen carragaen, una sustancia que se extrae de un alga comestible. El carragaen se añade a los productos lácteos como el helado, el requesón y el cacao líquido por su capacidad de estabilizar las proteínas lácteas. Según algunos estudios, los animales alimentados con carragaen desarrollan diarrea sanguínea y colitis ulcerosa.

5. Beba muchos líquidos, por ejemplo agua depurada, zumos frescos e infusiones de hierbas.

6. Evite los alimentos fritos, grasos y ricos en grasas, las comidas con especias, la pimienta, el tabaco, la cafeína, el alcohol, los productos lácteos, la margarina, las bebidas carbonatadas, las proteínas animales (a excepción del pescado blanco) y los hidratos de carbono refinados (sobre todo los dulces).

Nutrientes beneficiosos

☐ **El ácido fólico** puede ser escaso debido a una mala absorción o a una dieta inadecuada.

☐ **La vitamina A** puede ser escasa.

☐ **La vitamina B_{12}** puede ser escasa. Hable con su médico para que le proporcione este complemento, ya que este nutriente no se obtiene de los zumos.

☐ **La vitamina C** puede ser escasa.

☐ **La vitamina D** puede ser escasa. Hable con su médico para que le proporcione este complemento, ya que este nutriente no se obtiene de los zumos.

☐ **La vitamina K** puede ser escasa.

☐ **El calcio** puede ser escaso.

☐ **El magnesio** puede ser escaso.

☐ **El selenio** puede ser escaso.

☐ **El cinc** puede ser escaso.

Zumos beneficiosos

- ☐ Espinaca, berza, hojas de remolacha y bróculi: fuentes de ácido fólico.
- ☐ Zanahoria, berza, perejil y espinaca: fuentes de beta-caroteno, que el cuerpo transforma en vitamina A.
- ☐ Berza, perejil, pimiento verde y bróculi: fuentes de vitamina C.
- ☐ Hojas de nabo, bróculi, lechuga y col: fuentes de vitamina K.
- ☐ Perejil, berro, hojas de remolacha y bróculi: fuentes de calcio.
- ☐ Hojas de remolacha, espinaca, perejil y ajo: fuentes de magnesio.
- ☐ Acelga, ajo y naranja: fuentes de selenio.
- ☐ Raíz de jengibre, perejil, ajo y zanahoria: fuentes de cinc.

Recetas de zumos recomendadas
Enfermedad de Crohn

Cóctel rico en calcio

3 hojas de berza
Un puñadito de perejil
4 o 5 zanahorias, sin hojas
1/2 manzana, sin pepitas

Comprima el perejil y la berza y páselos por la licuadora junto con las zanahorias y la manzana.

Combinado digestivo

Un manojo de espinacas
4 o 5 zanahorias, sin hojas

Comprima las espinacas y páselas por la licuadora junto con las zanahorias.

Caldo de potasio

Un manojo de perejil
Un manojo de espinacas
4 o 5 zanahorias, sin hojas
2 tallos de apio

Comprima el perejil y las hojas de espinacas y páselos por la licuadora junto con las zanahorias y el apio.

Cóctel de clorofila

3 hojas de remolacha
Un puñado de perejil
Un manojo de espinacas
4 zanahorias, sin hojas
1/2 manzana, sin pepitas

Comprima las hojas de remolacha, el perejil y las espinacas y páselos por la licuadora junto con las zanahorias y la manzana.

Sopa de hortalizas

2 o 3 dientes de ajo
1 hoja de berza
1 tomate grande
2 tallos de apio
1 hoja de col rizada, picada
1 cucharada de costrones

Envuelva el ajo con la hoja de berza y páselos por la licuadora junto con el tomate y el apio. Vierta el zumo en un cazo, añada la col rizada picada y caliéntelo ligeramente. Adorne con los costrones.

Combinado de ajo

Un manojo de perejil
1 diente de ajo
4 o 5 zanahorias, sin hojas
2 tallos de apio

Comprima el perejil y páselo por la licuadora con el ajo, las zanahorias y el apio.

Ginger Fizz

1 rodaja de raíz de jengibre de 1/2 cm aprox.
1 manzana, sin pepitas
Agua mineral con gas

Pase por la licuadora el jengibre con la manzana. Vierta el zumo en un vaso con hielo picado y termine de llenarlo con el agua mineral.

Enfermedad de Raynaud

Véase Problemas circulatorios.

Enfermedades cardiovasculares

Véase Aterosclerosis; Colesterolemia; Hipertensión; Problemas circulatorios, y Trombosis.

Envejecimiento

Envejecer no es ninguna enfermedad, aunque mucha gente así lo crea. Le alegrará saber que el envejecimiento prematuro no tiene por qué ocurrir. Aunque no existe ningún elixir mágico para suprimir este proceso, algunas investigaciones han demostrado que determinados nutrientes pueden ayudar a retrasar la aparición de señales de envejecimiento, además de prevenir muchos trastornos y aumentar la expectativa de vida.

Recomendaciones generales

La dieta típica de los países desarrollados constituye una de las principales causas de enfermedad. Además, activa el proceso de envejecimiento más que cualquier otro factor. Esta dieta contiene grandes cantidades de hidratos de carbono refinados, colesterol, grasas saturadas y alimentos elaborados. E incluye pocas verduras, frutas, cereales integrales, legumbres, semillas y frutos secos: alimentos que proporcionan fibra y casi todos los minerales y las vitaminas que retrasan el envejecimiento.

Además de ser inadecuada y poco nutritiva, esta dieta es perjudicial porque incrementa el número de las sustancias conocidas como radicales libres. Los radicales libres se producen dentro de nuestro organismo, se hallan en nuestro entorno y se ingieren con los alimentos. Se encuentran en los pesticidas, los alimentos fritos y asados a la parrilla, el alcohol, el café y los aditivos. Los radicales libres son unas moléculas muy reactivas que pueden dañar las células, y, como consecuencia de ello, producen muchos trastornos y son causa de envejecimiento. Hay que eliminarlos, y para ello es necesario consumir determinados nutrientes que, además, retrasan el envejecimiento. Se trata de las vitaminas C y E, el beta-caroteno y el selenio, presentes sobre todo en las frutas y las verduras.

Es obvio que se necesita una dieta diferente. Diversos autores coinciden al afirmar que los alimentos crudos son excelentes para mejorar no sólo la apariencia de una persona, sino también su calidad de vida. En efecto, dos semanas con una dieta basada en alimentos crudos consiguen que una persona parezca más joven, que tenga músculos más firmes y unas líneas faciales más suaves, y que su piel, ojos y pelo irradien vitalidad. Dos años con esta dieta pueden transformar completamente el aspecto de una persona y, además, muchas veces permiten que se restablezca la salud. Si todavía no está convencido de las excelencias de los alimentos crudos, le dejamos por imposible.

Modificaciones en la dieta

1. Siga una dieta rica en frutas y verduras y en zumos. Lo ideal sería que el 50 % de su dieta consista en alimentos crudos.

2. Aumente la cantidad de fibra generadora de sustancias gelatinosas en su dieta mediante el consumo de linaza, salvado de arroz y avena, y pectinas, que se encuentran en las frutas y verduras.
3. Intente incluir zumo de grosella en su dieta. Existen pruebas de que este zumo, rico en bioflavonoides, incrementa la longevidad.
4. Tome más col, yogures y aceite de oliva, productos que retrasan el envejecimiento.
5. Incluya tomillo y espliego en sus platos. Estas hierbas se han utilizado durante mucho tiempo para retrasar el proceso de envejecimiento.
6. Reduzca el consumo de alimentos refinados, como la harina blanca y sus derivados. Sí, ahí van su pan preferido, el bollo de la mañana y la pasta elaborada con harina blanca. Pero obtendrá una gran compensación al comer pan, bollos y pasta integrales.
7. Evite el azúcar refinado y sus derivados. Esto incluye galletas de chocolate, helado de yogur y sus chocolatinas preferidas. Pero piense en las arrugas que no aparecerán en su cara por haber renunciado a ellos.
8. Reduzca el consumo de grasas saturadas, colesterol y proteínas animales. Quizá le sorprenda saber que la mantequilla es mejor que la margarina. Ésta contiene sustancias cancerígenas. Por fin puede decir que hay algo que sabe mejor y que además es mejor para su salud. Pero no abuse de la mantequilla. Como norma, no se deben tomar más de cuatro cucharadas de grasas saturadas al día.
9. Durante unos días a la semana coma sólo verduras. Durante esos días intente tomar sobre todo judías, lentejas, guisantes secos y productos de soja, como el tofu. Además, consuma más cantidad de estas proteínas en su dieta diaria.
10. Utilice sólo aceites vegetales prensados en frío o de primera presión, e incremente el consumo de aceites de pescado.
11. Tome tentempiés nutritivos, como frutos secos, semillas, mantequilla de frutos secos o de semillas, verduras crudas, galletas integrales, palomitas sin mantequilla y fruta fresca.

12. Reduzca la cafeína eliminando o limitando el consumo de café, té y chocolate.

13. Evite el alcohol, o reduzca su consumo de forma sustancial.

14. Evite los alimentos elaborados cuanto sea posible.

15. Incluya un plan de desintoxicación en su vida diaria. Utilice el «Ayuno con zumos» u otra dieta de depuración eficaz para eliminar las toxinas de su cuerpo. (Véase «Dietas de depuración», p. 349).

Nutrientes beneficiosos

□ **Las vitaminas C y E y el selenio** son antioxidantes que protegen las células del daño producido por los radicales libres, y de ese modo evitan un envejecimiento prematuro. En otras palabras, los antioxidantes acaban con los radicales antes de que lleguen a las células.

□ **El beta-caroteno y otros carotenoides (hay unos quinientos identificados**) son antioxidantes que el cuerpo convierte en vitamina A. Son las sustancias más eficaces que se conocen para proteger el organismo de un radical llamado oxígeno libre. Los carotenoides son también muy eficaces para prevenir la involución de la glándula del timo, y de ese modo refuerzan el sistema inmunológico.

□ **Los bioflavonoides** evitan el daño causado por los radicales libres. Como los carotenoides, estos nutrientes, que se encuentran en las plantas, se consideran antioxidantes.

□ **La metionina y la cisteína** son aminoácidos que contienen azufre y que pueden aumentar la longevidad. El azufre se encuentra en las judías, el pescado, el hígado, los huevos, la levadura de cerveza, las coles y los frutos secos.

Zumos beneficiosos

□ Berza, perejil, pimiento verde y bróculi: fuentes de vitamina C.

□ Espinaca, espárrago y zanahoria: fuentes de vitamina E.

☐ Acelga, nabo, ajo y naranja: fuentes de selenio.
☐ Zanahoria, berza, perejil y espinaca: fuentes de beta-caroteno y otros carotenoides.
☐ Albaricoque, grosella, zarzamora, bróculi, col, melón, cereza, uvas, pomelo, limón, naranja, papaya, perejil, ciruela, ciruela pasa, pimiento morrón y tomate: fuentes de bioflavonoides.

Recetas de zumos recomendadas
Envejecimiento

Extracto de belleza

Un puñadito de perejil
Un manojo de espinacas
4 o 5 zanahorias, sin hojas
1/2 manzana, sin pepitas

Comprima el perejil y las espinacas y páselos por la licuadora junto con las zanahorias y la manzana.

Combinado refrescante para la piel

2 rodajas de piña, con corteza
1/2 pepino
1/2 manzana, sin pepitas

Pase la piña por la licuadora junto con el pepino y la manzana.

Refresco de calcio

3 hojas de berza
Un manojito de perejil
4 o 5 zanahorias, sin hojas

Comprima las hojas de berza y el perejil y páselos por la licuadora con las zanahorias.

Ensalada de hortalizas especial

3 ramitos de bróculi 1 diente de ajo 4 o 5 zanahorias, o 2 tomates 2 tallos de apio 1/2 pimiento verde	*Pase el bróculi y el ajo por la licuadora con las zanahorias o los tomates. Añada a continuación el apio y el pimiento verde.*

Batido de melón

2 rodajas de melón, con corteza	*Corte el melón a trocitos y páselo por la licuadora.*

Extracto de frutas

Un racimo mediano de uvas 1/2 manzana, sin pepitas 1/4 de limón	*Pase las uvas por la licuadora junto con la manzana y el limón.*

Epilepsia

La epilepsia es una enfermedad crónica que se caracteriza por accesos o ataques en los que puede haber pérdida de conocimiento con una serie de convulsiones. Algunos pacientes sufren ataques frecuentes a diario, mientras que otros tienen accesos cada uno o dos años. Muchos niños a los que se les diagnostica epilepsia se libran de los ataques, que no vuelven a aparecer tras eliminar la medicación.

La intensidad de los accesos es variable. Una pequeña crisis, relativamente moderada, comienza con una pérdida repentina de conocimiento. Además, los músculos pueden crisparse o perder tono. En una gran crisis, de mayor gravedad, el paciente caerá al suelo, perderá el conocimiento y experimentará convulsiones.

Existen muchos tipos de epilepsia, cada uno de los cuales se caracteriza por unos síntomas específicos. También existen muchas causas, por ejemplo varios tipos de lesiones en el sistema nervioso central, reacciones a los alimentos, toxicidad de los metales pesados, heridas en la cabeza, hipoglucemia o malnutrición, por nombrar sólo unas cuantas posibilidades. Todos los tipos de epilepsia, cualquiera que sea su causa, conllevan una descarga eléctrica incontrolada de las células nerviosas del cerebro.

Recomendaciones generales

Varios estudios han demostrado que con la identificación de los alimentos que producen reacciones y con los cambios apropiados en la dieta se puede controlar de manera eficaz los ataques, o reducirlos de forma significativa. Para paliar este trastorno es conveniente someterse a una prueba de alergia a los alimentos (se recomiendan los análisis de sangre específicos). También puede probar la «Dieta de eliminación» (p. 346).

Intente hacer ejercicio con regularidad, lo que favorecerá la circulación cerebral. Además, debe reducir cuanto pueda el estrés y la tensión. Y tenga cuidado con los medicamentos para los ataques: suelen producir efectos secundarios, como problemas de hígado, pérdida de memoria y fatiga. Hable con su médico para reducir al mínimo las dosis de estos medicamentos mientras siga una dieta para controlar los accesos.

Modificaciones en la dieta

1. Siga la «Dieta básica» (p. 335). Las comidas deben ser poco abundantes, bien equilibradas y se deben tomar a intervalos regulares. No consuma grandes cantidades de alimentos o líquidos de una vez. Entre comidas, puede tomar tentempiés nutritivos.

2. Evite el consumo de aspartame y otros endulzantes artificiales, así como el de bebidas alcohólicas, cafeína, nicotina, azúcar y productos refinados.
3. Reduzca el consumo de proteínas animales.
4. Beba todos los días varios vasos de zumos de vegetales verdes, por ejemplo de berza, hojas de remolacha, lechuga, acelga, guisantes o judías verdes. Estos zumos se pueden mezclar con otros más suaves, como el de zanahoria o el de tomate.

Nutrientes beneficiosos

□ **El ácido fólico,** en forma de complemento, puede ser beneficioso.
□ **La vitamina B_6,** en forma de complemento, puede ser beneficiosa.
□ **El magnesio** puede eliminar los ataques epilépticos.
□ **El manganeso** puede ser escaso.
□ **El cinc** puede ser escaso. Los anticonvulsionantes pueden producir una deficiencia de cinc.
□ **La colina,** en forma de complemento, puede ser beneficiosa.
□ **La taurina** (un aminoácido), en forma de complemento, puede ser beneficiosa.

Zumos beneficiosos

□ Espinaca, berza, hojas de remolacha y bróculi: fuentes de ácido fólico.
□ Berza, espinaca, pimiento morrón y patata: fuentes de vitamina B_6.
□ Hojas de remolacha, espinaca, perejil y ajo: fuentes de magnesio.
□ Espinaca, hojas de nabo, hojas de remolacha y zanahoria: fuentes de manganeso.
□ Raíz de jengibre, nabo, perejil, ajo y zanahoria: fuentes de cinc.
□ Guisante, patata, judía verde y col: fuentes de colina.

Recetas de zumos recomendadas
Epilepsia

Cóctel de siete verduras

2 hojas de berza
2 hojas de remolacha
Un manojo de espinacas
3 o 4 zanahorias, sin hojas
1 tallo de apio
1 diente de ajo
1 cebolleta
1/2 cuenco de col

Comprima la berza, las hojas de remolacha y las espinacas y páselas por la licuadora junto con las zanahorias, el apio, el ajo, la cebolleta y la col.

Ensalada de hortalizas especial

3 ramitos de bróculi
1 diente de ajo
4 o 5 zanahorias, o 2 tomates
2 tallos de apio
1/2 pimiento verde

Pase el bróculi y el ajo por la licuadora con las zanahorias o los tomates. Añada a continuación el apio y el pimiento verde

Caldo de potasio

Un manojo de perejil
Un manojo de espinacas
4 o 5 zanahorias, sin hojas
2 tallos de apio

Comprima el perejil y las hojas de espinacas y páselos por la licuadora con las zanahorias y el apio.

Combinado alcalino

1/4 de col o lombarda
3 tallos de apio

Pase la col y el apio por la licuadora.

Ginger Mix

1 rodaja de raíz de jengibre de 1/2 cm aprox.
4 o 5 zanahorias, sin hojas
1/2 manzana, sin pepitas

Pase por la licuadora el jengibre junto con la manzana y las zanahorias.

Estreñimiento

El estreñimiento se produce cuando se defeca con poca frecuencia, existen dificultades para defecar o se excretan deposiciones demasiado duras y secas. La frecuencia de la evacuación intestinal es variable, y los profesionales no han llegado a ningún acuerdo al respecto. Pero la mayoría de los médicos interesados en el campo de la nutrición sugieren que es conveniente defecar una o dos veces al día. Cuando la materia fecal permanece en el colon demasiado tiempo, las sustancias perjudiciales de las bacterias intestinales pueden ocasionar muchos problemas, como flatulencia, celulitis, hernias, hemorroides, varices, indigestión, obesidad, diverticulitis, insomnio, halitosis, dolores de cabeza y cáncer colorrectal. Además, el estreñimiento crónico se ha asociado a una alta incidencia del cáncer de colon.

El estreñimiento puede estar causado por malos hábitos alimentarios, insuficiente consumo de líquidos, reacciones a los alimentos, vida sedentaria, falta de ejercicio, embarazo, edad avanzada, comprimidos de hierro, algunas drogas, trastornos metabólicos, problemas endocrinos, obstrucciones, enfermedades intestinales, trastornos psicogénicos, exposición a insecticidas y uso excesivo de laxantes.

Recomendaciones generales

Se han identificado dos tipos de estreñimiento: el atónico (intestino vago) y el espástico (estrechamiento del colon con deposiciones pequeñas y en forma de tiras). Para el estreñimiento atónico se recomienda llevar una dieta alta en fibra. Además, es necesario «reeducar» el intestino después de eliminar el estreñimiento. Se deben seguir cuatro reglas durante este proceso. Primera: no reprima las ganas de defecar. Segunda: programe las horas en las que se sentará en el retrete cada día. Tercera: haga ejercicio durante al menos veinte minutos cuatro veces por semana. Cuarta: no utilice laxantes y enemas de forma regular. (Se aconseja no tomar nunca aceite mineral, porque es negativo para las vitaminas lipolubles.) La mejor forma de solucionar el problema es acostumbrar a los intestinos a que funcionen de manera independiente. El estreñimiento espástico puede ser consecuencia de una obstrucción. Consulte a su médico para comprobar si es ése su problema. La causa más habitual es el nerviosismo o la ansiedad. Los ejercicios de relajación y una actitud positiva pueden servir de gran ayuda.

Modificaciones en la dieta

1. Numerosos estudios han demostrado los beneficios de una dieta rica en fibra para la prevención y el tratamiento del estreñimiento. Por el contrario, las dietas bajas en fibra pueden producir este trastorno. Aumente el consumo de frutas y verduras frescas, legumbres, cereales integrales, semillas y frutos secos. Resultan especialmente eficaces los alimentos que contienen celulosa –cereales, frutas, verduras y semillas–, porque aumentan de volumen. El salvado es la forma de fibra celulósica más concentrada. Puede comenzar tomando una cucharada de salvado al día e incrementar de forma gradual la cantidad, hasta llegar a cinco o seis cucharadas diarias. Pero tenga cuidado: un consumo excesivo de salvado puede reducir la capacidad de absorción de calcio, magnesio, hierro y cinc.

2. Evite los alimentos y las bebidas que producen estreñimiento como el queso, los alimentos fritos, los dulces, la harina blanca, la sal, la comida basura, la carne de vaca, la leche pasteurizada, el vino, las bebidas carbonatadas y el café.

3. Para el estreñimiento espástico, quizá sea necesario reducir el consumo de fibra hasta que se haya eliminado el problema. En ese caso, los zumos de frutas y verduras son un excelente medio de obtener los nutrientes adecuados.

4. La cáscara de zaragatona resulta un laxante muy seguro. Mezcle una o dos cucharaditas rasas en un vaso de agua y tómelo después de las comidas. Las ciruelas pasas y su zumo contienen una sustancia laxante que estimula el movimiento intestinal. Las manzanas también tienen un efecto laxante.

5. Tome lactobacilos acidófilos o megadófilos para reponer las bacterias intestinales beneficiosas. Un uso excesivo de enemas y laxantes puede eliminar estas bacterias y producir un estreñimiento crónico.

6. Seguir un ayuno a base de zumos durante varios días puede ser muy adecuado. (Véase «Ayuno con zumos», p. 350.)

Nutrientes beneficiosos

☐ **El ácido fólico** es importante en casos de deficiencia.
☐ **La tiamina (vitamina B_1)** es beneficiosa si existe una deficiencia.

Zumos beneficiosos

☐ Espinaca, berza, hojas de remolacha y col: fuentes de ácido fólico.
☐ Ajo: contiene abundantes cantidades de tiamina. (La tiamina se encuentra sobre todo en semillas, frutos secos, judías y cereales integrales.)
☐ Ciruela pasa, pera y manzana: tienen un efecto laxante.

Recetas de zumos recomendadas
Estreñimiento

Tónico nocturno

2 manzanas, sin pepitas
1 pera

Pase rodajas de manzana y de pera, de forma alternativa, por la licuadora.

Combinado alcalino

1/4 de col o lombarda
3 tallos de apio

Pase la col y el apio por la licuadora.

Concentrado tropical

1 papaya en su punto, pelada
1 rodaja de raíz de jengibre de 1/2 cm aprox.
1 pera

Pase la papaya, el jengibre y la pera por la licuadora.

Cóctel depurativo de Cherie

1 rodaja de raíz de jengibre de 1/2 cm aprox.
1 remolacha
1/2 manzana, sin pepitas
4 zanahorias, sin hojas

Pase el jengibre, la remolacha y la manzana, junto con las zanahorias, por la licuadora.

Tónico primaveral

Un manojo de perejil
4 zanahorias, sin hojas
1 diente de ajo
2 tallos de apio

Comprima el perejil y páselo por la licuadora con las zanahorias, el ajo y el apio.

Estrés

En términos coloquiales el estrés es el desgaste producido por la vida diaria. Puede estar causado por diferentes factores: problemas económicos, enfermedades, relaciones personales, trabajos que impliquen mucha tensión y soledad. Esta reacción es de carácter muy personal: lo que a una persona le llena de energía puede causar estrés a otra. El estrés produce alteraciones hormonales y, si se prolonga demasiado, puede disminuir la energía y la resistencia a las infecciones y producir una serie de problemas físicos, como dolores de cabeza, trastornos gastrointestinales, hipertensión, mareos y falta de apetito. El tratamiento consiste en identificar y reducir los factores que producen estrés y en restablecer los nutrientes perdidos en respuesta a este trastorno.

Recomendaciones generales

Tómese el tiempo que necesite para descubrir el origen del estrés, y utilice medidas adecuadas para afrontarlo en caso de que no se pueda eliminar. Practique técnicas de relajación, procure dormir mucho y acostúmbrese a respirar bien. El ejercicio físico, por ejemplo caminar, también resulta eficaz para aliviar el estrés. Por otro lado, los hobbies pueden ser útiles para canalizar la energía acumulada a causa del estrés.

Modificaciones en la dieta

1. Siga la «Dieta de reforzamiento del sistema inmunológico» *(p. 343).* Con una buena dieta su cuerpo podrá afrontar mejor el estrés.
2. Aumente el consumo de fibra. El estrés incrementa los niveles de colesterol; la fibra reduce la absorción de colesterol.
3. Rebaje el consumo de azúcar. El azúcar añade tensión al sistema inmunológico, porque disminuye el nivel de cromo y reduce la acción de los glóbulos blancos.
4. Aumente el consumo de alimentos que bajan el nivel de coagulación de la sangre, como jengibre, ajo y melón. La reacción causada por el estrés aumenta la capacidad de coagulación, con lo que existen más riesgos de sufrir ataques al corazón y apoplejías.
5. Evite la cafeína, el alcohol y los fármacos. Aunque estas sustancias alivian el estrés de forma temporal, a la larga pueden empeorarlo.

Nutrientes beneficiosos

☐ **El ácido pantoténico** se pierde durante la reacción causada por el estrés y se debe recuperar.
☐ **La vitamina C** se pierde durante la reacción causada por el estrés y se debe recuperar. Este nutriente tiene efectos antioxidantes y ayuda al cuerpo durante las reacciones causadas por el estrés.
☐ **El cinc, el magnesio y el potasio** se pierden durante la reacción causada por el estrés y deben ser recuperados.
☐ **El cromo** se pierde durante la reacción causada por el estrés y es necesario recuperarlo. La levadura de cerveza es una buena fuente de cromo.
☐ **El beta-caroteno** es un antioxidante que protege el cuerpo durante la reacción causada por el estrés.
☐ **El complejo de vitaminas B** está integrado por las vitaminas antiestrés. Consulte a su médico para que le proporcione complementos de este complejo.

Zumos beneficiosos

- ☐ Bróculi y berza: fuentes de ácido pantoténico.
- ☐ Pimiento rojo, berza y col rizada: fuentes de vitamina C.
- ☐ Jengibre, perejil y zanahoria: fuentes de cinc.
- ☐ Col rizada y perejil: excelentes fuentes de magnesio.
- ☐ Perejil, acelga y espinaca: fuentes de potasio.
- ☐ Zanahoria, col rizada y perejil: excelentes fuentes de betacaroteno.
- ☐ Ajo, melón y jengibre: fuentes de sustancias que disminuyen la viscosidad sanguínea.

Recetas de zumos recomendadas
Estrés

Ginger Mix

1 rodaja de raíz de jengibre de 1/2 cm aprox.
4 o 5 zanahorias, sin hojas
1/2 manzana, sin pepitas

Pase por la licuadora el jengibre junto con la manzana y las zanahorias.

Aperitivo de magnesio

1 diente de ajo
Un puñadito de perejil
4 o 5 zanahorias, sin hojas
2 tallos de apio
1 hojita de perejil para adornar

Envuelva el ajo con el perejil y páselos por la licuadora junto con las zanahorias y el apio. Vierta el zumo en un vaso y adorne con la hojita de perejil.

Batido de fresas

1/2 kg de fresas
1/2 pera, en su punto
1 plátano maduro
1 cucharada de levadura de cerveza

Pase las fresas y la pera por la licuadora. Vierta el zumo junto con el plátano y la levadura en la batidora y mézclelo hasta que tenga consistencia.

Batido de melón especiado

1 rodaja de raíz de jengibre de 1/2 cm aprox.
2 rodajas de melón con corteza

Pase el jengibre junto con el melón por la licuadora.

Combinado antiestrés

1 hoja de berza
1 hoja de col rizada
Un puñadito de perejil
1 tallo de apio
1 zanahoria, sin hojas
1/2 pimiento rojo
1 tomate
1 ramito de bróculi
Tallo de apio para adornar

Comprima las hojas de berza y de col y el perejil y páselos por la licuadora junto con el apio y la zanahoria. A continuación añada el pimiento rojo, el tomate y el bróculi. Adorne con el tallo de apio.

Combinado de ajo

Un manojo de perejil
1 diente de ajo
4 o 5 zanahorias, sin hojas
2 tallos de apio

Comprima el perejil y páselo por la licuadora con el ajo, las zanahorias y el apio.

Poción para dormir

3 o 4 hojas de lechuga
1 tallo de apio

Comprima la lechuga y pásela por la licuadora junto con el apio. Bébalo media hora antes de acostarse.

Caldo de potasio

Un manojo de perejil
Un manojo de espinacas
4 o 5 zanahorias, sin hojas
2 tallos de apio

Comprima el perejil y las hojas de espinacas y páselos por la licuadora junto con las zanahorias y el apio.

Falta de apetito

Véase Delgadez.

Fatiga

Véase Síndrome de fatiga crónica.

Fibrocistoma

Véase Síndrome premenstrual.

Gases

Véase Colitis e Indigestión.

Gingivitis

Véase Periodontitis.

Gota

Denominada a menudo la enfermedad de los ricos, la gota es uno de los trastornos más antiguos registrados en la historia de la medicina. Aparece cuando el cuerpo produce un exceso de ácido úrico o cuando es incapaz de eliminarlo, o en ambos casos. Este excedente de ácido úrico es el producto final del metabolismo de la purina, un compuesto que se encuentra en la mayoría de los alimentos, sobre todo en los de origen animal. Como consecuencia, aumenta el nivel de ácido úrico, que puede ser entre tres y quince veces superior al nivel normal. El ácido úrico sobrante cristaliza en las articulaciones y en otros tejidos; actúa como abrasivo y produce inflamación y un dolor intenso, normalmente en la primera articulación del dedo gordo del pie. También puede haber escalofríos y fiebre. El primer ataque suele ocurrir por la noche, por lo general después de tomar demasiado alcohol o alimentos ricos en purina, o como consecuencia de lesiones, consumo de determinados medicamentos o cirugía.

Recomendaciones generales

Consiga que su peso se mantenga entre un 10 % y un 15 % por debajo del peso ideal. El adelgazamiento no debe ser drástico: es aconsejable que se realice de forma gradual a lo largo de varios meses, puesto que una reducción de calorías repentina puede provocar un ataque de gota grave. Por esta razón, se aconseja evitar los ayunos con agua estrictos. Además, debe encontrar el modo de relajarse y disminuir el estrés, debido al riesgo de sufrir un ataque que éste conlleva. Pero lo más importante es adoptar una dieta que elimine los alimentos ricos en purina.

Modificaciones en la dieta

1. Elimine los alimentos ricos en purina, que incluyen carnes, vísceras, salsas, marisco, arenques, sardinas, caballa, anchoas y levaduras. Aquellos que contienen una cantidad moderada de purina –pescado, aves, legumbres, espárragos, champiñones y espinacas– se deben consumir sólo en pequeñas cantidades (raciones de entre 50 y 100 g de pescado o aves, o medio cuenco de verduras que contengan purina, por día). Las dietas bajas en purina reducen de forma significativa los niveles de ácido úrico sérico. Se debe obtener la mayor parte de proteínas de los productos lácteos, los huevos, las verduras y los granos enteros.

2. Suprima el alcohol. El etanol incrementa la producción de ácido úrico. (Los estudios realizados con pacientes de gota revelan que muchos de ellos consumen una gran cantidad de alcohol.)

3. Limite la ingesta de grasas. Se cree que las grasas reducen la excreción normal de ácido úrico.

4. Aumente el consumo de hidratos de carbono complejos. Trate de comer al día por lo menos 100 g de cereales integrales, como arroz integral, mijo (rico en proteínas), avena, palomitas de maíz y verduras. Las dietas ricas en hidratos de carbono complejos incrementan la excreción de ácido úrico.

5. Evite la fructosa, que aumenta la producción de ácido úrico. Limite el consumo de zumos de frutas.
6. Tome abundantes cantidades de líquidos para mantener la orina diluida. Beba entre medio litro y un litro de agua al día. Además, tome tres o cuatro vasos de zumos de verduras diarios (como ya se ha indicado, reduzca al mínimo las cantidades de verduras ricas en purina.)
7. Pruebe un antiguo remedio popular que recomienda tomar un plato pequeño de cerezas amargas diario durante tres semanas. Las investigaciones han confirmado que el consumo de un cuarto de kilo de cerezas frescas o envasadas por día reduce los niveles de ácido úrico y previene los ataques de gota.
8. Para disminuir la respuesta inflamatoria, consuma una ración diaria de 100 g de pescados grasos de aguas frías. Estos pescados, por ejemplo el salmón y el atún, son ricos en ácidos grasos omega-3, que reducen la incidencia de trastornos inflamatorios. (Para más detalles, véase ***Inflamación.***)

Nutrientes beneficiosos

☐ **El ácido fólico** reduce la producción de ácido úrico.
☐ **La vitamina C** puede disminuir el ácido úrico sérico, ya que favorece su excreción. Sin embargo, no se recomienda tomar grandes dosis de esta vitamina, debido a que puede incrementar los niveles de ácido úrico en un reducido número de personas.
☐ **La bromelaína,** la enzima de la piña, es un eficaz agente antiinflamatorio.
☐ **Los ácidos grasos omega-3** pueden reducir la inflamación.

Zumos beneficiosos

☐ Berza, hojas de remolacha y bróculi: fuentes de ácido fólico.
☐ Berza, perejil, pimiento morrón y fresa: fuentes de vitamina C.

- ☐ Piña: la única fuente de bromelaína.
- ☐ Vegetales verdes: fuentes de ácidos grasos omega-3.
- ☐ Cereza y fresa: ayudan a neutralizar el ácido úrico.

Recetas de zumos recomendadas
Gota

Cóctel de cerezas

Cuatro manojos de cerezas, sin hueso
1/2 taza de fresas

Pase las cerezas y las fresas por la licuadora.

Sorpresa verde

1 hoja grande de berza
2 o 3 manzanas verdes, sin pepitas
Corteza de lima para adornar

Comprima la hoja de berza y pásela por la licuadora junto con las manzanas. Adorne con la corteza de lima. La sorpresa consiste en que no notará el sabor de la berza.

Ensalada Waldorf

1 manzana verde, sin pepitas
1 tallo de apio

Pase el apio y la manzana por la licuadora.

Batido de melón y fresas

2 rodajas de melón, con corteza
5 o 6 fresas

Pase el melón y las fresas por la licuadora.

Delicia de fresa y manzana

1 o 2 manzanas, sin pepitas
6 fresas

Pase las manzanas y las fresas por la licuadora. Adorne con una fresa.

Cóctel de clorofila

3 hojas de remolacha
Un puñado de perejil
Un manojo de espinacas
4 zanahorias, sin hojas
1/2 manzana, sin pepitas

Comprima las hojas de remolacha, el perejil y las espinacas y páselos por la licuadora junto con las zanahorias y la manzana.

Hematomas

Un hematoma es una herida en la que no se aprecia ninguna abertura superficial, pero que produce la rotura de los pequeños vasos sanguíneos subcutáneos, y como consecuencia de ello la piel sufre una decoloración. Los hematomas que surgen de forma espontánea, sin que se produzca ninguna herida aparente, se deben a la fragilidad capilar.

Modificaciones en la dieta

1. Tome cantidades abundantes de alimentos ricos en vitamina C, bioflavonoides y vitamina E.
2. Siga la «Dieta básica» (p. 335).

Nutrientes beneficiosos

☐ **La vitamina C** protege contra los hematomas al fortalecer las paredes capilares.
☐ **Los bioflavonoides** actúan de forma sinérgica con la vitamina C para prevenir los hematomas espontáneos.
☐ **La vitamina E** actúa de forma sinérgica con la vitamina C para regenerar los tejidos.

Zumos beneficiosos

☐ Berza, perejil, pimiento verde y bróculi: fuentes de vitamina C.
☐ Albaricoque, grosella, zarzamora, bróculi, col, melón, cereza, uvas, pomelo, limón, naranja, papaya, perejil, ciruela, ciruela pasa, pimiento morrón y tomate: fuentes de bioflavonoides.
☐ Espinaca, espárrago y zanahoria: fuentes de vitamina E.

Recetas de zumos recomendadas Hematomas

Ensalada de hortalizas especial

3 ramitos de bróculi
1 diente de ajo
4 o 5 zanahorias,
o 2 tomates
2 tallos de apio
1/2 pimiento verde

Pase el bróculi y el ajo por la licuadora con las zanahorias o los tomates. Añada a continuación el apio y el pimiento verde.

Caldo de potasio

Un manojo de perejil
Un manojo de espinacas
4 o 5 zanahorias, sin hojas
2 tallos de apio

Comprima el perejil y las hojas de espinacas y páselos por la licuadora junto con las zanahorias y el apio.

Delicia de naranja

2 o 3 naranjas peladas (sin quitar la parte blanca)
1/2 manzana, sin pepitas

Pase las naranjas y la manzana por la licuadora.

Cóctel de frutas

Un racimo grande de uvas
2 manzanas, sin pepitas
1 gajo de limón

Pase las uvas, las manzanas y el limón por la licuadora.

Hemorroides

Véase Varices.

Herpes simplex de tipo I y de tipo II

El herpes simplex es una enfermedad vírica que produce grupos de pequeñas vesículas. El de tipo I suele aparecer en la parte superior del cuerpo: en la mayoría de los casos se manifiesta en los labios en forma de ampollas. El de tipo II se da normalmente en la parte inferior del cuerpo, y se suele denominar herpes genital. Se transmite por vía sexual y es el tipo de herpes más común. Una vez que el virus penetra en el cuerpo, no lo abandona, aunque puede permanecer inactivo durante largos períodos de tiempo. Durante las erupciones se forman dolorosas ampollas alrededor de la boca y de los órganos genitales, que, hasta que se curan, son muy infecciosas. El herpes genital puede provocar serias complicaciones durante el embarazo. Las mujeres embarazadas que en el pasado hayan tenido este tipo de herpes deberían comunicárselo a su médico. No se conoce ningún modo de eliminar este virus, de modo que el tratamiento consiste en reducir la frecuencia y la gravedad de las erupciones.

Recomendaciones generales

Éste es uno de los casos en los que se puede aplicar el lema: «la prevención es la mejor medicina». Evite cualquier contacto directo con las vesículas. Si un adulto con ampollas besa a un niño en los labios, existen riesgos de que el niño contraiga una infección vírica de por vida. Además, después de que la infección original ha desaparecido, cualquier tipo de estímulo, por ejemplo un sol intenso, el estrés o las alergias a los alimentos, puede reactivar el virus. Las técnicas para disminuir el estrés resultan eficaces en ocasiones. Por otro lado, las aplicaciones de vitamina E en forma de aceite sobre las ampollas pueden disminuir el tiempo de cicatrización.

Modificaciones en la dieta

1. Siga la «Dieta de reforzamiento del sistema inmunológico» (p. 343), con las modificaciones que se detallan a continuación.

2. Consuma abundantes cantidades de mariscos, pollo, pavo, huevos, vísceras, patatas, levadura de cerveza y productos lácteos (si se toleran). Estos alimentos son ricos en lisina, un aminoácido que retrasa el desarrollo del herpes víri-

co. Debe consumirlos de continuo, e incrementar las cantidades durante las erupciones. También puede pedir a su médico que le proporcione complementos de lisina en estado libre.
3. ***Durante los períodos críticos, evite comer cereales integrales y productos elaborados con ellos (cereales, pan, pasta y tortitas), legumbres (soja verde y derivados de soja, lentejas, guisantes y otros), maíz, brotes y alimentos con semillas (berenjenas, tomates, calabacines y otros).*** Mientras la erupción no desaparezca, estos alimentos deben ser eliminados, ya que contienen aproximadamente la misma cantidad de lisina, que retrasa el desarrollo vírico, y de arginina, un aminoácido que al parecer es necesario para que el herpes vírico se reproduzca. Cuando no haya erupciones, se pueden comer estos alimentos con moderación, siempre que estén equilibrados con alimentos ricos en lisina o con complementos de este aminoácido, o con ambos.
4. ***Evite de continuo el consumo de chocolate, frutos secos (cacahuetes, almendras, nueces de Brasil, anacardos, avellanas, pacanas, nueces y otros), mantequillas de frutos secos, azúcar (incluidos los pasteles y otros dulces), alcohol, café y té, harina de semillas (mantequilla de sésamo y tahin), semillas de girasol, coco y alimentos elaborados con harina refinada.*** Algunos de estos alimentos –por ejemplo el chocolate y las nueces– se deben evitar, porque son ricos en arginina. El resto –incluidos el azúcar, el alcohol, el café y los productos elaborados con harina refinada– inhiben el sistema inmunológico.

Nutrientes beneficiosos

☐ **El beta-caroteno** activa el efecto del interferón, una sustancia que el cuerpo utiliza para evitar que los virus se reproduzcan. También potencia la capacidad de destrucción vírica de los glóbulos blancos.
☐ **La vitamina C y los bioflavonoides** refuerzan el sistema inmunológico.
☐ **El cinc** inhibe la reproducción vírica y refuerza el sistema inmunológico.

□ **Los polifenoles,** unos anutrientes, anulan la acción de los virus en el tubo de ensayo, y podrían producir el mismo efecto en el organismo.

□ **La lisina,** un aminoácido, retrasa el desarrollo del virus que provoca el herpes. Hable con su médico para que le proporcione complementos de lisina.

Zumos beneficiosos

□ Melón, zanahoria y berza: excelentes fuentes de beta-caroteno.

□ Cítricos (incluida la parte blanca): fuentes del complejo de vitamina C y bioflavonoides.

□ Raíz de jengibre, zanahoria y perejil: fuentes de cinc.

□ Manzana, uva y arándano: buenas fuentes de polifenoles.

Recetas de zumos recomendadas Herpes simplex de tipo I y de tipo II

Antivirus de moras

Un racimo grande de uvas blancas
Un racimo grande de uvas negras
1 kg de moras

Licúe las uvas blancas, vierta el zumo en una bandeja para cubitos de hielo y métala en el congelador. Introduzca las uvas negras y las moras en la licuadora y vierta el zumo en un vaso alto. Añada los cubitos de uvas blancas y adorne con un racimo pequeño de uvas.

Polos al jengibre

1 kg de arándanos
1 rodaja de raíz de jengibre de unos 3 cm
Un racimo mediano de uvas blancas
Vasos de papel pequeños
Palitos para polos

Pase los arándanos y el jengibre, junto con las uvas, por la licuadora. Vierta el zumo en los vasos, añada los palitos y métalos en el congelador.

Fizz de manzana y menta

4 o 5 hojas de menta fresca
2 manzanas verdes, sin pepitas
1 gajo pequeño de limón
Agua mineral con gas
Hojitas de menta

Licúe la menta, las manzanas y el limón y vierta el zumo en una jarra pequeña llena de hielo. Páselo a un vaso alto y termine de llenarlo con el agua mineral. Adorne con las hojitas de menta.

Té de frutas

1 naranja pelada (sin quitar la parte blanca)
1 manzana roja, sin pepitas
1 gajo de lima
1 litro de agua

Pase las frutas por la licuadora, vierta el zumo en un cazo y añada el agua. Caliéntelo a fuego lento.

Cóctel vegetal

Un puñadito de perejil
3 hojas de remolacha
2 tallos de apio
4 zanahorias, sin hojas

Comprima el perejil y la remolacha y páselos por la licuadora junto con el apio y las zanahorias.

Refresco de calcio

3 hojas de berza
Un manojito de perejil
4 o 5 zanahorias, sin hojas

Comprima las hojas de berza y el perejil y páselos por la licuadora con las zanahorias.

Hipertensión (tensión alta)

La hipertensión, también llamada tensión alta, se caracteriza por presentar de forma reiterada un nivel de tensión sanguínea superior a 15/9. En más del 90 % de los casos no existen causas identificables, aunque está demostrado que el riesgo de padecer este trastorno se incrementa con el exceso de peso, altos niveles de sodio en la dieta, altos niveles de colesterol y antecedentes familiares de tensión alta. Algunas personas logran reducir la tensión mediante cambios en la dieta. No obstante, estudios recientes han demostrado que las modificaciones en la dieta que permiten disminuir la tensión en algunas personas pueden no tener el mismo efecto en otras, por lo que es necesario averiguar cuáles son los cambios adecuados para cada caso. Es posible que sea una tarea ardua, pero no se desanime: la recompensa podría ser su propia vida. Hasta hace poco lo más habitual era prescribir medicamentos para reducir la tensión, pero, ante las dudas sobre la fiabilidad de este tratamiento, los cambios en la dieta y en la forma de vida resultan mucho más atrayentes para algunas personas.

Recomendaciones generales

Prográmese algún tipo de ejercicio, que deberá realizar de forma regular. En un principio caminar resulta muy adecuado. Deje de fumar y elimine o reduzca de forma sustancial el consumo de alcohol y de cafeína. Las técnicas para eliminar el estrés, como pueden ser el *biofeedback* y el yoga sirven de ayuda a algunas personas. Además, si su peso es excesivo, elimine esos kilos sobrantes. Las personas con sobrepeso logran disminuir la tensión al adelgazar de forma progresiva.

Modificaciones en la dieta

1. Siga la «Dieta básica» (p. 335).
2. Reduzca la cantidad de sal de su dieta. No añada sal a sus comidas y evite los alimentos elaborados, que normalmente tienen mucha sal. No obstante, recuerde que la reducción de sal no ayuda en todos los casos.
3. Aumente el consumo de cebollas y ajo. Además de reducir los niveles de colesterol y de estimular el flujo sanguíneo, el ajo también disminuye la tensión, al igual que las cebollas.

Nutrientes beneficiosos

☐ **El calcio,** en casos de niveles altos, se asocia con la tensión baja.
☐ **El magnesio,** en casos de niveles bajos, está asociado con la tensión alta.
☐ **El potasio,** en casos de niveles altos, está asociado con la tensión baja.

Zumos beneficiosos

☐ Berza, col rizada y hojas de nabo: fuentes de calcio.
☐ Col rizada, perejil y ajo: fuentes de magnesio.
☐ Apio, acelga, zanahoria y melón: fuentes de potasio.

□ Cebolla y ajo: contienen factores que disminuyen la tensión.

Recetas de zumos recomendadas Hipertensión

Batido dulce de potasio

1 rodaja de melón
1 plátano

Licúe el melón y vierta el zumo, junto con el plátano, en la batidora. Mézclelo hasta obtener una pasta fina.

Batido dulce de calcio

1/2 kg de fresas
200 g de tofu

Licúe las fresas, vierta el zumo, junto con el tofu, en la batidora y mézclelo hasta que tenga consistencia. Adorne con una fresa.

Crema dulce de magnesio

1/2 kg de moras
1 plátano maduro
50 g de tofu
1 cucharada de levadura de cerveza

Licúe las moras, vierta el zumo, junto con el plátano, el tofu y la levadura, en la batidora y mézclelo hasta obtener una pasta fina. Adorne con unas moras. Tómelo una hora antes de acostarse.

Cóctel rico en calcio

3 hojas de berza
Un puñadito de perejil
4 o 5 zanahorias, sin hojas
1/2 manzana, sin pepitas

Comprima el perejil y la berza y páselos por la licuadora junto con las zanahorias y la manzana.

Caldo de potasio

Un manojo de perejil
Un manojo de espinacas
4 o 5 zanahorias, sin hojas
2 tallos de apio

Comprima el perejil y las hojas de espinacas y páselos por la licuadora junto con las zanahorias y el apio.

Sopa de hortalizas

2 o 3 dientes de ajo
1 hoja de berza
1 tomate grande
2 tallos de apio
1 hoja de col rizada, picada
1 cucharada de costrones

Envuelva el ajo con la hoja de berza y páselos por la licuadora junto con el tomate y el apio. Vierta el zumo en un cazo, añada la col rizada picada y caliéntelo suavemente. Adorne con los costrones.

Combinado de ajo

Un manojo de perejil
1 diente de ajo
4 o 5 zanahorias, sin hojas
2 tallos de apio

Comprima el perejil y páselo por la licuadora con el ajo, las zanahorias y el apio.

Aperitivo de magnesio

1 diente de ajo
Un puñadito de perejil
4 o 5 zanahorias
2 tallos de apio
1 hojita de perejil para adornar

Envuelva el ajo con el perejil y páselos por la licuadora junto con las zanahorias y el apio. Vierta el zumo en un vaso y adorne con la hojita de perejil.

Hipertrofia prostática

La próstata es una glándula masculina que tiene la forma de una rosquilla y el tamaño de una castaña. Está situada en el cuello de la vejiga y rodea la uretra, un tubo estrecho a través del cual fluyen el esperma y la orina. La próstata secreta un líquido lechoso que transporta y protege el esperma. Aproximadamente el 60 % de los hombres mayores de cuarenta años sufren una hipertrofia de esta glándula (hipertrofia prostática benigna), que poco a poco va estrangulando la uretra y produce un aumento de la necesidad de orinar y una disminución del flujo y la fuerza de la orina. Si no se trata, la glándula aumenta de tamaño y llega a impedir el paso de la orina. El tratamiento habitual es la cirugía.

Recomendaciones generales

Al parecer, la causa de la hipertrofia prostática benigna es la reducción de los niveles hormonales. El estrés puede reducir aún más estos niveles, por lo que las técnicas de relajación pueden resultar beneficiosas. Los baños de asiento producen un alivio temporal.

Modificaciones en la dieta

1. Siga la «Dieta básica» (p. 335).
2. Elimine la cerveza de su dieta. Puede incrementar el nivel de prolactina, una hormona pituitaria; los niveles bajos de esta hormona están asociados con la disminución de los síntomas.
3. Disminuya el nivel de colesterol. Según un estudio, el colesterol puede inhibir la eliminación de las células prostáticas, con lo que existen posibilidades de que aparezca una hipertrofia. (Véase **Colesterolemia.**)
4. Siga una dieta a base de alimentos integrales. Con el incremento de toxinas en nuestro entorno han aumentado los casos de hipertrofia prostática. Los alimentos integrales contienen vitaminas, minerales, fibra y anutrientes, sustancias naturales con propiedades desintoxicantes.
5. Añada a su dieta alimentos ricos en cinc, como pipas de calabaza, pacanas, guisantes secos, cereales integrales y judías de lima. Se ha demostrado que, en algunos hombres, el cinc reduce el tamaño de la próstata y disminuye los síntomas. Además, su deficiencia se ha asociado al cáncer de próstata.

Nutrientes beneficiosos

☐ **El cinc** reduce el tamaño de la próstata y disminuye los síntomas en algunas personas. Las pipas de calabaza son una fuente excelente tanto de cinc como de ácidos grasos esenciales.
☐ **Los ácidos grasos esenciales** son importantes, porque en casos de deficiencia se han asociado con la hipertrofia de próstata. Tome dos cucharaditas de aceite de linaza diarias. (Los ácidos grasos esenciales no se obtienen de los zumos de frutas.)
☐ **La vitamina B_6** interviene en el metabolismo hormonal y, junto con el cinc, reduce el nivel de prolactina.

Zumos beneficiosos

- ☐ Jengibre, perejil y zanahoria: fuentes de cinc.
- ☐ Berza, espinaca y hojas de nabo: fuentes de vitamina B_6.

Recetas de zumos recomendadas
Hipertrofia prostática

Ensalada nutritiva

1 hoja de berza
1 hoja de nabo
Un manojo de espinacas
2 tomates
1 tomatito

Comprima las hojas y las espinacas y páselas por la licuadora junto con los tomates. Adorne con el tomatito.

Batido de fresas

1/2 kg de fresas
1/2 pera, en su punto
1 plátano maduro
1 cucharada de levadura de cerveza

Pase las fresas y la pera por la licuadora. Vierta el zumo junto con el plátano y la levadura en la batidora y mézclelo hasta que tenga consistencia.

Ginger Mix

1 rodaja de raíz de jengibre de 1/2 cm aprox.
4 o 5 zanahorias, sin hojas
1/2 manzana, sin pepitas

Pase por la licuadora el jengibre junto con la manzana y las zanahorias.

Batido energético

Un manojo de perejil
4 o 5 zanahorias, sin hojas
1 hojita de perejil para adornar

Comprima el perejil y páselo por la licuadora con las zanahorias. Adorne con la hojita de perejil.

Ginger Ale

1/4 de limón
1 rodaja de raíz de jengibre
Un racimo mediano de uvas blancas
Agua mineral con gas

Pase por la licuadora el jengibre junto con las uvas. Añada el zumo del limón y viértalo en un vaso alto con hielo picado. Termine de llenarlo con el agua mineral.

Hipoglucemia (nivel bajo de azúcar en la sangre)

La hipoglucemia es un trastorno en el que el páncreas secreta cantidades excesivas de insulina, y, como consecuencia, se registran unos niveles anormalmente bajos de glucosa (azúcar) en la sangre. Este descenso del nivel de azúcar priva al cerebro de su principal combustible, la glucosa, ante lo cual éste responde con la producción de una serie de hormonas, incluida la adrenalina. Es esta sustancia la que causa los síntomas de la hipoglucemia: ansiedad, temblores, sudores y taquicardia. Muchas personas sufren además dolores de cabeza, pérdida de concentración, tinnitus (zumbido en los oídos) e irritabilidad. Estos síntomas desaparecen al comer alimentos que contienen hidratos de carbono simples. El tratamiento de la hipoglucemia consiste en regular los niveles de azúcar en la sangre y en mantener el páncreas en buen estado.

Atención: En ocasiones, los diabéticos experimentan niveles bajos de azúcar en la sangre como resultado de un consumo excesivo de insulina. En ese caso, *no* siga los consejos indicados para la hipoglucemia y póngase en contacto con su médico inmediatamente.

Modificaciones en la dieta

1. *Siga la «Dieta para alteraciones del metabolismo de los azúcares» (p. 338).* La dieta a seguir en casos de hipoglucemia debe ser rica en hidratos de carbono complejos (entre un 55 % y un 60 % de las calorías totales) y baja en proteínas (alrededor de un 10 % de las calorías totales). Elimine el azúcar refinado y los alimentos refinados.

2. *Consuma alimentos ricos en hidratos de carbono complejos y en fibra soluble, por ejemplo pasta integral, salvado de avena, judías y lentejas.* Estos alimentos se digieren despacio y apenas aumentan los niveles de glucosa en la sangre.

3. *Coma cantidades más pequeñas de alimentos y con más frecuencia.*

4. *Evite el café, el té, los refrescos con cafeína, el alcohol y el tabaco.* Estas sustancias aceleran la digestión y provocan que la liberación de azúcar en el flujo sanguíneo sea más rápida.

5. *Beba sólo zumos de fruta diluidos, como máximo tres vasos a la semana.* No coma jamás alimentos de sabor dulce con el estómago vacío.

6. *Consuma abundantes cantidades de canela, clavo, hojas de laurel y cúrcuma.* Se ha demostrado que estas especias ayudan a regular la acción de la insulina.

7. *Si sufre una reacción hipoglucémica, no coma alimentos ricos en azúcar para eliminar los síntomas.* Aunque de ese modo conseguirá aumentar el nivel de azúcar en la sangre, más tarde volverá a caer en picado, ya que el organismo producirá un exceso de insulina en respuesta a los dulces. En consecuencia, su cuerpo sentirá una fuerte sacudida. Cuando aparezcan los síntomas, coma alimentos que contengan poco azúcar natural y mucha fibra, para que el azúcar se libere en la sangre con lentitud. (Las judías son muy adecuadas.) Con ello eliminará los síntomas y evitará que vuelvan a aparecer.

Nutrientes beneficiosos

☐ **El cromo** ayuda a regular la acción de la insulina en el metabolismo de la glucosa. Las investigaciones no han identificado la forma de cromo que el cuerpo necesita en estos casos, de modo que lo más conveniente es proveerse de cromo mediante el consumo de levadura de cerveza, rica en este nutriente.
☐ **El factor que estimula la insulina** mejora la tolerancia a la glucosa en los animales que presentan deficiencia de cromo. Este factor, no identificado, abunda en el atún, clavo, mantequilla de cacahuete, hojas de laurel, pastel de manzana con especias, canela y cúrcuma.
☐ **El manganeso** también está relacionado con el metabolismo de la glucosa.

Zumos beneficiosos

☐ Pimiento verde, manzana y espinaca: fuentes de cromo.
☐ Hojas de nabo, hojas de remolacha y zanahoria: fuentes de manganeso.

Recetas de zumos recomendadas
Hipoglucemia

Sopa rápida

1 diente de ajo
Un manojo de espinacas
2 tallos de apio
1/2 pepino
2 cucharadas de hojas de nabo, de remolacha o espinacas, cortadas muy finas
1 cucharada de levadura de cerveza
1 hojita de perejil para adornar

Envuelva el ajo en las hojas de espinaca y páselos por la licuadora junto con el apio y el pepino. Vierta el zumo en un cazo, añada las verduras cortadas y caliéntelo a fuego lento. Eche la levadura por encima y adorne con la hojita de perejil. Sirva caliente.

Compota de manzana especial

1 manzana ácida, sin pepitas
Agua
Especias al gusto
Canela en rama para adornar

Vierta 60 ml de zumo de manzana y 125 ml de agua en un cazo pequeño y llévelo a ebullición. Sazónelo con las especias. Sírvalo en una taza de té. Adorne con la canela en rama.

Cóctel rico en calcio

3 hojas de berza
Un puñadito de perejil
4 o 5 zanahorias, sin hojas
1/2 manzana, sin pepitas

Comprima el perejil y la berza y páselos por la licuadora junto con las zanahorias y la manzana.

Tónico para el páncreas

3 hojas de lechuga
4 o 5 zanahorias, sin hojas
Un puñado de judías verdes
2 coles de Bruselas

Comprima las hojas de lechuga y páselas por la licuadora junto con las zanahorias, las judías verdes y las coles de Bruselas.

Refresco bajo en calorías

1 manzana, sin pepitas
1/4 de lima
Agua mineral con gas

Licúe la manzana y la lima y vierta el zumo en un vaso alto, con hielo picado. Termine de llenarlo con el agua mineral.

Refresco de pepino

1 tomate
1 pepino
2 tallos de apio
1 hojita de perejil para adornar

Pase por la licuadora el tomate, vierta el zumo en una bandeja para cubitos de hielo y métala en el congelador. Licúe el pepino y el apio. Vierta el zumo en un vaso alto, añada los cubitos de tomate y adorne con la hojita de perejil.

Tónico de espinacas

Un manojo de espinacas
3 tallos de apio
2 espárragos
1 tomate grande
1 tomatito para adornar

Comprima las espinacas y páselas por la licuadora junto con el apio. Mezcle este zumo con el de los espárragos y el tomate en un vaso alto y adorne con el tomatito.

Indigestión

Indigestión, o dispepsia, es un término con el que se describen los síntomas de malestar que acompañan a los trastornos relacionados con el tracto digestivo. Dichos síntomas incluyen gases, dolor abdominal, acidez, falsa hinchazón y náuseas. A continuación se ofrecen algunos remedios sencillos que alivian este problema, pero recuerde que para conseguir una recuperación total es necesario descubrir y tratar la causa de los síntomas. La indigestión puede aparecer por estrés, comer demasiado deprisa, no masticar bien, consumir alimentos con mucha grasa, comer en exceso, tomar medicamentos (incluidos los más habituales, como la aspirina), beber demasiado alcohol, fumar y producir muchos o muy pocos ácidos gástricos. La indigestión también puede ser una señal de que existen problemas más graves. Si persiste, es necesario que consulte a su médico.

Recomendaciones generales

Las técnicas para reducir el estrés pueden resultar beneficiosas, así como la eliminación del alcohol y del tabaco, ya que estas sustancias irritan el estómago. Consulte a su médico para comprobar el nivel de ácidos gástricos.

Modificaciones en la dieta

1. Siga la «Dieta básica» (p. 335).

2. Ingiera cantidades pequeñas de comida, con frecuencia, y en un ambiente relajado. Debe masticar muy bien los alimentos y comer poco durante los períodos de estrés.

3. Evite el café; puede producir síntomas de indigestión que podrían confundirse con una úlcera. Es conveniente eliminar tanto el café normal como el descafeinado.

4. Si tiene hipoclorhidria (disminución del nivel de ácido clorhídrico en el jugo gástrico) procure beber poco líquido con las comidas, excepto zumo fresco de piña o de papaya. En el zumo de piña se encuentra la bromelaína, una enzima que favorece la digestión de proteínas; la papaya contiene una enzima llamada papaína. Ambas tienen propiedades digestivas.

5. Beba un vaso de agua con unas gotas de zumo de limón media hora antes de cada comida. El zumo de limón fresco es un tónico tradicional para estimular el apetito y aumentar las secreciones salivares y gástricas.

6. Los ardores, que se producen cuando los ácidos gástricos suben hacia el esófago, se suelen controlar al eliminar el alcohol, el café y el chocolate, así como los carminativos (sustancias que aumentan la expulsión de gases), tales como los aceites de hierbabuena y de menta verde y el jengibre. En algunas personas, estas sustancias relajan el músculo superior del estómago y permiten una afluencia de ácidos gástricos.

7. Para aliviar los dolores que pueden causar los gases intestinales, tome carminativos, por ejemplo aceite de hierbabuena.

8. Haga acopio de raíz de jengibre. El jengibre se ha utilizado como carminativo durante miles de años. También resulta eficaz para las indisposiciones matutinas en casos de embarazo y para evitar mareos. Algunos informes recientes señalan que el jengibre protege la mucosa del estómago de los efectos producidos por los medicamentos antiinflamatorios no esteroides, como la aspirina.

9. Beba zumo de col. La col fresca contiene un factor que, además de curar las úlceras, es muy eficaz para la gastritis. (Véase **Úlceras** para más información.)

10. Coma plátanos. Los estudios realizados con animales han demostrado que los plátanos protegen el estómago de los ácidos gástricos.
11. Véase también **Colitis y Diarrea**.

Nutrientes beneficiosos

☐ **La bromelaína** es una enzima que ayuda a digerir las proteínas.
☐ **La papaína** es una enzima que facilita la digestión de las proteínas.

Zumos beneficiosos

☐ Col y apio: fuentes del factor que cura las úlceras.
☐ Jengibre: contiene un carminativo que también protege el estómago.
☐ Piña: única fuente de bromelaína.
☐ Papaya: el zumo fresco de la papaya verde contiene la enzima papaína.
☐ Kiwi: el zumo fresco contiene una enzima digestiva.
☐ Limón: utilizado de forma tradicional para estimular el apetito.

Recetas de zumos recomendadas Indigestión

Limón con burbujas

1 limón pequeño
Agua mineral con gas

Licúe el limón. Vierta el zumo en un vaso con hielo picado. Termine de llenarlo con agua mineral con gas.

Antiácido natural

1/4 de col
1 tallo de apio
2 zanahorias, sin hojas

Haga un zumo con estas verduras. Bébalo tres veces al día.

Concentrado tropical

1 papaya en su punto, pelada
1 rodaja de raíz de jengibre de 1/2 cm aprox.
1 pera

Pase la papaya, el jengibre y la pera por la licuadora.

Aperitivo de kiwi

1 kiwi en su punto
1 manzana verde, sin pepitas
Un racimo pequeño de uvas
Rodajas de kiwi para adornar

Pase el kiwi por la licuadora junto con la manzana y las uvas. Vierta el zumo en un vaso alto lleno de hielo. Adorne con las rodajas de kiwi.

Batido tropical

1/2 naranja, pelada (sin quitar la parte blanca)
1/2 papaya, pelada
1 plátano
Corteza de naranja para adornar

Pase la naranja por la licuadora con la papaya. Vierta el zumo, junto con el plátano, en la batidora y mézclelo hasta conseguir una pasta fina. Adorne con la corteza de naranja.

Digestivo especial

1/4 de piña, con corteza

Haga un zumo con la piña. Bébalo con las comidas y no consuma ningún otro líquido.

Ginger Fizz

1 rodaja de raíz de jengibre de 1/2 cm aprox.
1 manzana, sin pepitas
Agua mineral con gas

Pase por la licuadora el jengibre con la manzana. Vierta el zumo en un vaso con hielo picado y termine de llenarlo con el agua mineral.

Tónico vegetal

1/4 de col
2 tallos de apio
1 ramito de bróculi
1 hojita de perejil para adornar

Haga un zumo con las verduras y adorne con la hojita de perejil.

Infección de vejiga (cistitis)

La infección de vejiga se denomina en términos médicos cistitis. Es un trastorno en el que invade la vejiga un microorganismo que se multiplica y produce una inflamación. Los síntomas de esta infección incluyen ardor al orinar, ganas continuas de orinar, evacuación excesiva por las noches, orina oscura o de olor fuerte y dolor en la parte inferior del abdomen.

Modificaciones en la dieta

1. Siga la «Dieta de reforzamiento del sistema inmunológico» (p. 343).
2. Beba grandes cantidades de líquidos. Se debe tomar por lo menos medio litro de zumo de arándano sin azúcar por día. Puede hacerlo usted mismo con arándanos frescos y después añadir manzanas frescas para endulzarlo de forma natural. Si no encuentra este producto, compre zumo de arándano concentrado en una tienda de nutrición y añada zumo de manzana fresco. En ese caso, utilice sólo una cucharada por cada litro de zumo de manzana. (Si la mezcla es demasiado fuerte, la próxima vez disminuya la cantidad de concentrado y añada más zumo de manzana.) El zumo de arándano contiene una sustancia que cubre las bacterias y evita que se adhieran a la vejiga y produzcan una infección. Por otro lado, acidifica la orina e impide el crecimiento bacteriano.
3. Un remedio popular aconseja tomar medio vaso de zumo de granada mezclado con medio vaso de agua dos veces al día.
4. Evite todo tipo de dulces, incluidas las galletas que se venden en las tiendas de nutrición. Diluya todos los zumos de frutas con agua, excepto el de arándano y manzana hecho en casa. Evite todos los hidratos de carbono refinados, incluidos el pan blanco y la pasta y la masa de pizza normales.
5. Incluya cantidades abundantes de ajo y cebolla en su dieta. Estos alimentos tienen efectos antimicrobianos que pueden ayudar a combatir la infección.

Nutrientes beneficiosos

☐ **La vitamina C** protege contra infecciones y refuerza el sistema inmunológico.
☐ **El beta-caroteno** ayuda a reforzar la inmunidad y protege contra infecciones.
☐ **Los bioflavonoides** aumentan la absorción de vitamina C y tiene efectos antibacterianos.
☐ **El cinc** refuerza el sistema inmunológico.

Zumos beneficiosos

- □ Berza, perejil, pimiento verde y bróculi: fuentes de vitamina C.
- □ Zanahoria, col rizada, perejil y espinaca: fuentes de betacaroteno.
- □ Melón, grosella, papaya y limón: fuentes de bioflavonoides.
- □ Raíz de jengibre, perejil, ajo y zanahoria: fuentes de cinc.
- □ Arándano: contiene una sustancia que impide el crecimiento bacteriano.
- □ Granada: este zumo es un remedio popular para la cistitis.

Recetas de zumos recomendadas
Infección de vejiga

Cóctel de arándanos

1/2 taza de arándanos
3 o 4 manzanas, sin pepitas
(añada más manzanas si está demasiado amargo)

Pase los arándanos por la licuadora junto con las manzanas. Si no encuentra arándanos frescos o congelados, utilice una cucharada de zumo de arándanos concentrado por cada litro de zumo de manzana.

Ginger Fizz

1 rodaja de raíz de jengibre de 1/2 cm aprox.
1 manzana, sin pepitas
Agua mineral con gas

Pase por la licuadora el jengibre con la manzana. Vierta el zumo en un vaso con hielo picado y termine de llenarlo con el agua mineral.

Ginger Mix

1 rodaja de raíz de jengibre de 1/2 cm aprox.
4 o 5 zanahorias, sin hojas
1/2 manzana, sin pepitas

Pase por la licuadora el jengibre junto con la manzana y las zanahorias.

Ensalada de hortalizas especial

3 ramitos de bróculi
1 diente de ajo
4 o 5 zanahorias,
o 2 tomates
2 tallos de apio
1/2 pimiento verde

Pase el bróculi y el ajo por la licuadora con las zanahorias o los tomates. Añada a continuación el apio y el pimiento verde.

Batido de melón

2 rodajas de melón, con corteza

Corte el melón a trocitos y páselo por la licuadora.

Infección del tracto urinario

Véase Infección de vejiga.

Infecciones

Las infecciones se producen cuando una serie de organismos extraños invade el cuerpo. Éste dispone de un ejército, llamado sistema inmunológico, que se encarga de identificar y destruir los invasores perjudiciales y que, como todos los ejércitos, se guía por su estómago. Mantenga a sus soldados bien nutridos con las ideas que se ofrecen a continuación. Recuerde que los medicamentos más habituales para combatir las infecciones tan sólo disimulan los síntomas. Sin embargo, los remedios naturales que se detallan en esta sección fortalecen a los soldados inmunológicos, de modo que puedan proteger las células de las infecciones con más eficacia.

Recomendaciones generales

Cuando se encuentre enfermo, permanezca en cama cuanto pueda. El sueño proporciona al sistema inmune una oportunidad de recuperarse. Si el tratamiento que le sugerimos no surte efecto en caso de resfriado, dolor de garganta o fiebre, consulte a su médico. En algunos casos es necesario tomar antibióticos para tratar las infecciones víricas. Puesto que los antibióticos pueden destruir las bacterias beneficiosas presentes en el colon, asegúrese de incluir acidófilos en la dieta. Las aspirinas se han asociado a un extraño trastorno llamado síndrome de Reye, que suele afectar a las personas menores de dieciocho años. Jamás dé una aspirina a un niño o adolescente si tiene algún tipo de infección.

Modificaciones en la dieta

1. Siga la «Dieta de reforzamiento del sistema inmunológico» (p. 343).

2. Limite la cantidad de comidas y bebidas de sabor dulce, incluidos los zumos de frutas. Exacto, si tiene una infección debe evitar incluso el zumo de naranja. El azúcar reduce la capacidad de los glóbulos blancos para destruir bacterias y virus.

3. Beba cantidades abundantes de líquidos, por ejemplo caldos y zumos de verduras, o simplemente agua. Para las personas mayores de diecisiete años puede resultar beneficioso seguir el «Ayuno con zumos» (p. 350) durante uno o dos días.

4. Incluya ajo en su dieta. El ajo contiene alicina, que es un antibiótico eficaz.

5. Aumente el consumo de col, que estimula la producción de anticuerpos para combatir las infecciones. En los tubos de ensayo la col destruye los virus y las bacterias.

6. Las antocianinas son unos anutrientes que tienen efectos antivíricos y antibacterianos. Estos compuestos abundan en los arándanos y las grosellas.

7. Los taninos son otros anutrientes que destruyen los virus en los tubos de ensayo. Los taninos de las uvas son especialmente eficaces para destruir el virus del herpes simplex.

8. Aumente el consumo de manzanas y zumos de manzana, que están relacionados con una baja incidencia de resfriados en adolescentes. Está demostrado que el zumo de manzana tiene propiedades antivíricas.

9. Véase también **Candidiasis, Dolor de garganta, Herpes simplex de tipo I y de tipo II** y **Síndrome de fatiga crónica.**

Nutrientes beneficiosos

☐ **El potasio** se pierde con los accesos de fiebre, los vómitos y las diarreas.

☐ **El sodio** se pierde con los accesos de fiebre, los vómitos y las diarreas.

☐ **La vitamina C** estimula el sistema inmunológico de diferentes formas, y además tiene propiedades antivíricas y antibacterianas.

☐ **Los bioflavonoides** activan el efecto de la vitamina C y tienen efectos antivíricos.

☐ **El beta-caroteno** es un reforzador del sistema inmunológico que también tiene propiedades antivíricas.

☐ **El cinc** es muy importante para el buen funcionamiento de las células destructoras presentes en el sistema inmunológico.

Zumos beneficiosos

- ☐ Arándano y grosella: contiene agentes antibacterianos y antidiarreicos.
- ☐ Uva, manzana y col: contienen sustancias antivíricas y antibacterianas.
- ☐ Ajo: el antibiótico natural más eficaz.
- ☐ Piña: el zumo fresco contiene bromelaína, una enzima eficaz como agente antiinflamatorio para el dolor de garganta.
- ☐ Apio, zanahoria y acelga: contienen abundantes cantidades de potasio y de sodio.
- ☐ Berza, pimiento rojo y col rizada: fuentes de vitamina C con poco azúcar.
- ☐ Tomate, col y pimiento morrón: fuentes de bioflavonoides con poco azúcar.
- ☐ Zanahoria, berza y espinaca: fuentes de beta-caroteno con poco azúcar.
- ☐ Raíz de jengibre, perejil y zanahoria: fuentes de cinc.

Recetas de zumos recomendadas
Infecciones

Inmunizador natural

Un puñado de perejil
1 diente de ajo
5 zanahorias, sin hojas
3 tallos de apio

Comprima el perejil y páselo por la licuadora con el ajo, las zanahorias y el apio.

Caldo de potasio

Un manojo de perejil
Un manojo de espinacas
4 o 5 zanahorias, sin hojas
2 tallos de apio

Comprima el perejil y las hojas de espinacas y páselos por la licuadora junto con las zanahorias y el apio.

Cóctel de Navidad

2 manzanas, sin pepitas
Un racimo grande de uvas
1 gajo de limón

Pase las manzanas, las uvas y el limón por la licuadora.

Fizz mentolado

Un manojo de menta
1/2 kg de arándanos
Agua mineral con gas
1 hojita de menta para adornar

Comprima la menta y pásela, junto con los arándanos, por la licuadora. Vierta el zumo en un vaso alto, con hielo picado. Termine de llenarlo con el agua mineral. Adorne con la hojita de menta.

Refresco bajo en calorías

1 manzana, sin pepitas
1/4 de lima
Agua mineral con gas

Licúe la manzana y la lima y vierta el zumo en un vaso alto, con hielo picado. Termine de llenarlo con el agua mineral.

Crema de cerezas agridulce

1 taza de cerezas, sin hueso
125 g de yogur desnatado

Licúe las cerezas, vierta el zumo junto con el yogur, en la batidora y mézclelo hasta obtener una crema fina.

Batido de piña con proteínas

3 rodajas de piña, con piel
125 ml de leche de soja
1 plátano maduro
2 o 3 cucharadas de proteínas en polvo
1 hoja de piña para adornar

Vierta el zumo de la piña, junto con la leche de soja, el plátano y las proteínas en polvo, en la batidora y mézclelo hasta obtener una pasta fina. Viértalo en un vaso alto y adorne con la hoja de piña.

Sopa de hortalizas

2 o 3 dientes de ajo
1 hoja de berza
1 tomate grande
2 tallos de apio
1 hoja de col rizada, picada
1 cucharada de costrones

Envuelva el ajo con la hoja de berza y páselos por la licuadora junto con el tomate y el apio. Vierta el zumo en un cazo, añada la col rizada picada y caliéntelo ligeramente. Adorne con los costrones.

Inflamación

Las inflamaciones se producen como respuesta de los tejidos ante la aparición de heridas, que pueden tener su origen en bacterias o virus, cirugía o accidentes. Los síntomas de la inflamación son bien conocidos: enrojecimiento, dolores, hinchazón y calor. Estos síntomas no son consecuencia de la herida, sino de la movilización del sistema protector corporal, el ejército inmunológico, para prestar ayuda a la zona afectada. La inflamaciones pueden ser benignas (como las producidas por infecciones bacterianas) o malignas (como en el caso de la artritis). A continuación se ofrecen algunos remedios naturales para reducir la inflamación y disminuir el dolor sin eliminar los aspectos positivos de la respuesta inmunológica.

Recomendaciones generales

Para las inflamaciones causadas por heridas, mantenga la zona afectada en reposo, aplique hielo envuelto en una toalla durante media hora y después proteja la herida hasta que pueda verle un médico. Si la hinchazón persiste, puede utilizar hielo durante períodos de media hora, con descansos de quince minutos, un máximo de ocho horas. Después de veinticuatro horas se puede aplicar calor.

En caso de que la inflamación se deba a una enfermedad –por ejemplo una enfermedad autoinmune como la artritis– puede identificar las alergias a los alimentos mediante una dieta de eliminación. En este caso la inflamación aparece como respuesta del sistema inmunológico ante un invasor imaginario. Según algunos investigadores, la estimulación que las alergias producen en el sistema inmunológico empeora los síntomas.

Modificaciones en la dieta

1. Siga la «Dieta de reforzamiento del sistema inmunológico» (p. 343).

2. Si sospecha que la inflamación empeora por algún tipo de alergia, pruebe la «Dieta de eliminación» (p. 346).

3. Adopte una dieta rica en pescados grasos de aguas frías, como caballa, arenque y salmón. Según un estudio, los ácidos grasos omega-3 que se encuentran en estos pescados reducen los síntomas de los trastornos inflamatorios.

4. Incluya jengibre en su dieta. El jengibre puede proteger el estómago de las úlceras producidas por los antiinflamatorios no esteroides. También tiene propiedades antiinflamatorias.
5. Incluya piña en su dieta. La bromelaína, una enzima que se encuentra sólo en la piña, tiene propiedades antiinflamatorias. En caso de inflamación, tome piña.
6. Para las inflamaciones de la cavidad nasal, evite los productos lácteos, excepto el yogur natural, y tome bebidas calientes para reducir la congestión y la presión nasal.
7. Véanse también los apartados **Artritis, Dolor de garganta** y **Síndrome del túnel metacarpiano.**

Nutrientes beneficiosos

☐ **Los bioflavonoides** inhiben la liberación de histamina, proceso que se produce como una respuesta a las infecciones y a las reacciones alérgicas.
☐ **La vitamina C** estabiliza las membranas celulares y tiene propiedades antihistamínicas.
☐ **La vitamina E** tiene efectos antiinflamatorios.
☐ **El cinc** está relacionado con muchos procesos antiinflamatorios.
☐ **Los ácidos grasos omega-3,** que se encuentran en los pescados grasos de aguas frías, mejoran los procesos inflamatorios al reducir la síntesis de prostaglandinas.
☐ **Los ácidos grasos omega-6,** presentes sobre todo en el aceite de onagra, reducen las reacciones inflamatorias graves.

Zumos beneficiosos

☐ Jengibre: en sí un agente antiinflamatorio, también protege al estómago de los efectos de los antiinflamatorios no esteroides.
☐ Piña: su zumo contiene bromelaína, una enzima antiinflamatoria.
☐ Pimiento rojo, perejil y naranja: fuentes de vitamina C y bioflavonoides.

- ☐ Espinaca, espárrago y kiwi: fuentes de vitamina E.
- ☐ Perejil, ajo y zanahoria: fuentes de cinc.

Recetas de zumos recomendadas
Inflamación

Fizz hawaiano

3 rodajas de piña, con corteza
1 rodaja de raíz de jengibre de 1/2 cm aprox.
1/2 pera
Agua mineral con gas
Un trozo de piña para adornar

Pase el jengibre y la pera por la licuadora y vierta el zumo, junto con el de la piña, en un vaso alto. Termine de llenarlo con el agua mineral y adorne con el trozo de piña.

Ginger Mix

1 rodaja de raíz de jengibre de 1/2 cm aprox.
4 o 5 zanahorias, sin hojas
1/2 manzana, sin pepitas

Pase por la licuadora el jengibre junto con la manzana y las zanahorias.

Tónico de espinacas

Un manojo de espinacas
3 tallos de apio
2 espárragos
1 tomate grande
1 tomatito para adornar

Comprima las espinacas y páselas por la licuadora junto con el apio. Mezcle este zumo con el de los espárragos y el tomate en un vaso alto y adorne con el tomatito.

Ensalada nutritiva

1 hoja de berza
1 hoja de nabo
Un manojo de espinacas
2 tomates
1 tomatito

Comprima las hojas y las espinacas y páselas por la licuadora junto con los tomates. Adorne con el tomatito.

Té especiado de naranja

1 rodaja de raíz de jengibre de 1 cm aprox.
1 naranja pelada (sin quitar la parte blanca)
Agua
Canela en rama para adornar

Pase el jengibre y la naranja por la licuadora. Vierta 60 ml de zumo en una taza de té y termine de llenarla con agua hirviendo. Adorne con la canela en rama.

Combinado de ajo

Un manojo de perejil
1 diente de ajo
4 o 5 zanahorias, sin hojas
2 tallos de apio

Comprima el perejil y páselo por la licuadora con el ajo, las zanahorias y el apio.

Insomnio

El insomnio abarca los problemas relacionados con el sueño, bien por no poder conciliarlo, bien por despertarse con mucha frecuencia o muy pronto. Este frustrante y molesto trastorno afecta a todo el mundo en algún momento, y en un 50 % de los casos tiene su origen en problemas psicológicos. Los preparados tiroideos, los bloqueadores beta, la marihuana, la cafeína y el alcohol pueden también dificultar o impedir el sueño.

Recomendaciones generales

Utilice cualquier medio que surta efecto y no entrañe riesgos. El ejercicio, realizado de forma continua, ayuda a estimular el sueño profundo y es también un buen método para reducir el estrés diario. También es una buena idea seguir un tratamiento de terapia en caso de que existan problemas psicológicos. Si está tomando algún medicamento, pregunte a su médico o farmacéutico si puede ser la causa de su insomnio.

Modificaciones en la dieta

1. Siga la «Dieta básica» (p. 335).
2. Suprima las bebidas con cafeína, como el café y los refrescos de cola. En su lugar, puede tomar alguno de los zumos con efectos calmantes que aparecen en esta sección.
3. No beba alcohol. Algunas personas toman una o dos copas antes de ir a la cama para relajarse. Aunque le ayudaría a dormir, también podría hacer que horas más tarde se despertara, porque el alcohol altera el ciclo normal del sueño.
4. Es posible que la causa de su problema, sea una reacción hipoglucémica nocturna. (Véase **Hipoglucemia**.)
5. Beba un zumo de frutas rico en glucosa o en sacarosa antes de acostarse. De este modo puede aumentar los niveles de serotonina, una sustancia química cerebral que provoca el sueño. Pruebe este remedio sólo si está seguro de que no sufre hipoglucemia.

Nutrientes beneficiosos

☐ **La niacina, la vitamina B_6 y el magnesio** intervienen en la conversión del triptófano en serotonina, una sustancia que provoca el sueño.

☐ **El calcio** ayuda a relajar los músculos.

☐ **El folato** alivia el síndrome conocido como «movimiento involuntario de los miembros», problema que puede producir insomnio.

Zumos beneficiosos

☐ Bróculi, tomate y zanahoria: fuentes de niacina.

☐ Espinaca, zanahoria y guisante: buenas fuentes de vitamina B_6.

☐ Perejil, col rizada y zarzamora: fuentes de magnesio.

☐ Berza, col rizada y bróculi: buenas fuentes de calcio.

☐ Espárrago, espinaca y berza: buenas fuentes de folato.

☐ Lechuga y apio: remedios tradicionales para el insomnio.

☐ Uvas y piña: ricas en glucosa y sacarosa.

Recetas de zumos recomendadas
Insomnio

Poción para dormir

3 o 4 hojas de lechugas
1 tallo de apio

Comprima la lechuga y pásela por la licuadora junto con el apio. Bébalo media hora antes de acostarse.

Cóctel rico en calcio

3 hojas de berza
Un puñadito de perejil
4 o 5 zanahorias, sin hojas
1/2 manzana, sin pepitas

Comprima el perejil y la berza y páselos por la licuadora junto con las zanahorias y la manzana.

Tónico de espinacas

Un manojo de espinacas
3 tallos de apio
2 espárragos
1 tomate grande
1 tomatito para adornar

Comprima las espinacas y páselas por la licuadora junto con el apio. Mezcle este zumo con el de los espárragos y el tomate en un vaso alto y adorne con el tomatito.

Crema dulce de magnesio

1/2 kg de moras
1 plátano maduro
50 g de tofu
1 cucharada de levadura de cerveza

Licúe las moras, vierta el zumo, junto con el plátano, el tofu y la levadura, en una batidora y mézclelo hasta obtener una pasta fina. Adorne con unas moras. Tómelo una hora antes de acostarse.

Calmante vegetal

1 tallo de apio
3 o 4 zanahorias, sin hojas

Haga un zumo con el apio y las zanahorias. Bébalo una hora antes de acostarse.

Refresco de bromelaína

1/4 de piña, con corteza

Pase la piña por la licuadora

Ensalada de hortalizas especial

3 ramitos de bróculi
1 diente de ajo
4 o 5 zanahorias,
o 2 tomates
2 tallos de apio
1/2 pimiento verde

Pase el bróculi y el ajo por la licuadora con las zanahorias o los tomates. Añada a continuación el apio y el pimiento verde.

Jaqueca

Desde los tiempos de Hipócrates se ha sospechado que existe una relación entre la dieta y el dolor de cabeza. Las jaquecas producen dolores punzantes en uno o ambos lados de la cabeza, que pueden ir acompañados de náuseas y vómitos. Es posible que aparezcan otros síntomas, como sensibilidad a la luz, hormigueo, mareos, zumbidos en los oídos, sudores y escalofríos. Este tipo de dolor de cabeza obliga a menudo a quienes lo sufren a permanecer acostados en una habitación oscura, y puede durar entre dos horas y tres días. Al parecer, las jaquecas se producen cuando los vasos sanguíneos del cerebro se contraen e inmediatamente se dilatan de nuevo, proceso que, en el caso de muchas personas, provocan los alimentos. El tratamiento consiste en identificar las sustancias que causan este trastorno y eliminarlas de la dieta. Para ello es necesario realizar algunas indagaciones, pero a cambio de dicho esfuerzo se obtienen unos resultados satisfactorios.

Recomendaciones generales

Las sesiones de *biofeedback* ayudan a algunas personas a reducir la intensidad y la duración de las jaquecas. La hierba llamada matricaria también resulta eficaz en algunos casos.

Modificaciones en la dieta

1. *Siga la «Dieta básica» (p. 335).*
2. *Compruebe si existe algún alimento al que sea alérgico o que no tolere.* Según las investigaciones, las alergias a los alimentos pueden ser la causa principal de las jaquecas. Utilice la «Dieta de eliminación» (p. 346) para identificar los alimentos que podrían provocar una reacción alérgica.
3. *Evite los alimentos que contengan tiramina.* Esta sustancia, de origen natural, puede producir una dilatación de los vasos sanguíneos. Se estima que un 10 % de las personas que sufren jaquecas son sensibles a la tiramina. La tiramina se encuentra en bebidas alcohólicas (sobre todo en el vino tinto), panes caseros con levadura, queso curado, ciruelas rojas, higos, carne de caza curada, hígado (incluido el de pollo), carnes envasadas, salami, salchichas, pescados secos salados, arenques en vinagre, habas, judías verdes, berenjenas, salsa de soja y concentrados de levadura (incluidos en sopas y salsas elaboradas y extractos de carne).
4. *Evite los alimentos que suelen producir jaquecas.* Entre ellos se incluyen leche de vaca y de cabra, trigo, chocolate, huevos, naranjas, ácido benzoico, tomates, tartracina (un colorante alimentario), centeno, arroz, pescado, avena, azúcar de caña, levadura, uvas, cebolla, soja, carne de cerdo, cacahuetes, nueces, carne de buey, té, café, frutos secos y maíz.
5. *Elimine las fuentes de glutamato monosódico de su dieta.* Este aditivo provoca jaquecas a las personas sensibles a él. Se utiliza como saborizante y se encuentra con frecuencia en alimentos elaborados, envasados y congelados, y en los platos de los restaurantes chinos.
6. *Deje de tomar aspartame.* Este sucedáneo de azúcar produce a algunas personas jaquecas severas.
7. *Aumente el consumo de alimentos que reduzcan la agregación plaquetaria, por ejemplo pescados grasos de aguas frías como caballa, salmón, sardinas y anchoas.* Las plaquetas son las células sanguíneas que producen los coágulos. Se ha demostrado que los alimentos que impiden la formación de coágulos hacen que las jaquecas disminuyan.

Nutrientes beneficiosos

- **El magnesio** relaja los músculos.
- **Los ácidos grasos omega-3** impiden la formación de coágulos y reducen la incidencia y severidad de las jaquecas. La mejor fuente son los pescados grasos de aguas frías.

Zumos beneficiosos

- Col rizada, ajo y perejil: fuentes de magnesio.
- Raíz de jengibre, melón y ajo: reducen la agregación plaquetaria.

Recetas de zumos recomendadas
Jaqueca

Batido de melón especiado

1 rodaja de raíz de jengibre de 1/2 cm aprox.
2 rodajas de melón, con corteza

Pase el jengibre junto con el melón por la licuadora.

Aperitivo de magnesio

1 diente de ajo
Un puñadito de perejil
4 o 5 zanahorias
2 tallos de apio
1 hojita de perejil para adornar

Envuelva el ajo con el perejil y páselos por la licuadora junto con las zanahorias y el apio. Vierta el zumo en un vaso y adorne con la hojita de perejil.

Sopa instantánea

2 o 3 dientes de ajo
Un manojo de espinacas
1/2 pepino
1 tallo de apio
2 cucharadas de espinacas o apio, cortado muy fino
1 hojita de perejil para adornar

Envuelva el ajo con las espinacas y páselos por la licuadora junto con el pepino y el apio. Vierta el zumo en un cazo. Añada el resto de las verduras cortadas y caliéntelo a fuego lento. Adorne con una hojita de perejil. Sirva caliente.

Ginger Mix

1 rodaja de raíz de jengibre de 1/2 cm aprox.
4 o 5 zanahorias, sin hojas
1/2 manzana, sin pepitas

Pase por la licuadora el jengibre junto con la manzana y las zanahorias.

Ginger Fizz

1 rodaja de raíz de jengibre de 1/2 cm aprox.
1 manzana, sin pepitas
Agua mineral con gas

Pase por la licuadora el jengibre con la manzana. Vierta el zumo en un vaso con hielo picado y termine de llenarlo con el agua mineral.

Té de jengibre

1 rodaja de raíz de jengibre de unos 5 cm
1/4 de limón
1/2 litro de agua
Canela en rama, en trozos
4 o 5 clavos
Una pizca de nuez moscada o cardamomo

Vierta en un cazo el zumo obtenido del limón y el jengibre y añada el agua, la canela y los clavos. Deje cocer a fuego lento. Añada la nuez moscada o el cardamomo.

Crema dulce de magnesio

1/2 kg de moras
1 plátano maduro
50 g de tofu
1 cucharada de levadura de cerveza

Licúe las moras, vierta el zumo, junto con el plátano, el tofu y la levadura, en una batidora y mézclelo hasta obtener una pasta fina. Adorne con unas moras. Tómelo una hora antes de acostarse.

Ensalada Waldorf

1 manzana verde, sin pepitas
1 tallo de apio

Pase el apio y la manzana por la licuadora.

Manchas de vejez

Las manchas de vejez, también conocidas como manchas del hígado, son las manchas lisas de color marrón amarillento que aparecen en la piel a medida que envejece. Suelen producirse por un cambio de radicales libres en la piel, y pueden ser una señal de que hay una acumulación de impurezas en el cuerpo. Las manchas de vejez están causadas por una dieta inadecuada, una exposición excesiva al sol, mal funcionamiento del hígado y falta de ejercicio.

Recomendaciones generales

Cuidar la salud en general es la forma más eficaz para librarse de las manchas de vejez. Se recomienda hacer ejercicio, por ejemplo aerobic, al menos media hora cuatro veces a la semana. Caminar es también muy aconsejable. Reduzca el tiempo de exposición al sol. Un remedio popular recomienda aplicar aceite de ricino o de vitamina E sobre las manchas todos los días. También son importantes las modificaciones de dieta que se citan a continuación.

Modificaciones en la dieta

1. Elabore un programa de desintoxicación. (Véase «Dietas de depuración», p. 349.)
2. Consuma entre un 50 % y un 75 % de los alimentos de su dieta crudos.
3. Evite los aceites rancios. Guarde en el refrigerador todos los aceites; una vez abiertos, no los deje en una repisa a temperatura ambiente. Guarde también en el refrigerador los frutos secos y las semillas, ya que se pueden poner rancios. Los cereales deben estar en un lugar fresco y seco. Evite todos los alimentos fritos. Las grasas y los aceites de los alimentos cocinados contienen grandes cantidades de sustancias perjudiciales para la piel.
4. Evite los dulces, la cafeína, el alcohol, el tabaco y las comidas rápidas.
5. Limpie su hígado. Beba zumo de remolacha. Al comienzo de su programa de depuración entre 6 y 9 cl de este zumo al día será suficiente. A medida que su hígado se va limpiando, puede aumentar la cantidad hasta 18 cl. Haga una infusión con media cucharada de raíz de diente de león.

Comience con una taza diaria hasta doblar la cantidad. Si lo prefiere, puede probar la «Dieta de depuración hepática en siete días» (p. 364).

Nutrientes beneficiosos

☐ **El beta-caroteno** es un antioxidante que retrasa el proceso de envejecimiento.
☐ **La vitamina C** es un antioxidante que ayuda a regenerar los tejidos.
☐ **Los bioflavonoides** actúan sinérgicamente con la vitamina C para regenerar los tejidos.
☐ **La vitamina E** es un antioxidante que retrasa el envejecimiento y ayuda a regenerar los tejidos.

Zumos beneficiosos

☐ Zanahoria, berza, perejil y espinaca: fuentes de beta-caroteno.
☐ Berza, perejil, pimiento verde y espinaca: fuentes de vitamina C.
☐ Uvas, cereza, pomelo y limón: fuentes de bioflavonoides. (Véase en **Envejecimiento** una lista más extensa.)
☐ Espinaca, espárrago y zanahoria: fuentes de vitamina E.

Recetas de zumos recomendadas
Manchas de vejez

Extracto de belleza

Un puñadito de perejil
Un manojo de espinacas
4 o 5 zanahorias, sin hojas
1/2 manzana, sin pepitas

Comprima el perejil y las espinacas y páselos por la licuadora junto con las zanahorias y la manzana.

Combinado refrescante para la piel

2 rodajas de piña, con corteza
1/2 pepino
1/2 manzana, sin pepitas

Pase la piña por la licuadora junto con el pepino y la manzana.

Cóctel depurativo de Cherie

1 rodaja de raíz de jengibre de 1/2 cm aprox.
1 remolacha
1/2 manzana, sin pepitas
4 zanahorias, sin hojas

Pase el jengibre, la remolacha y la manzana, junto con las zanahorias, por la licuadora.

Ensalada de hortalizas especial

3 ramitos de bróculi
1 diente de ajo
4 o 5 zanahorias,
o 2 tomates
2 tallos de apio
1/2 pimiento verde

Pase el bróculi y el ajo por la licuadora con las zanahorias o los tomates. Añada a continuación el apio y el pimiento verde.

Tónico matutino

1 pomelo pelado (sin quitar la parte blanca)
1 manzana, sin pepitas

Pase el pomelo por la licuadora junto con la manzana.

Mareos cinéticos

¿Le aterra la idea de viajar en coche? ¿Siente que las olas estallan contra su estómago cuando va en un barco? Si la respuesta es afirmativa, es usted una de las muchísimas personas que cuando vuelan, navegan o viajan en coche, autobús o tren, sufren síntomas que van desde fuertes dolores de cabeza hasta mareos, náuseas y vómitos. Pase por alto los medicamentos habituales: pueden producirle sueño. En su lugar, pruebe «drogas» naturales, que resultan tan inocuas como efectivas. Sin embargo, si de repente siente mareos repentinos, consulte a su médico, ya que podría ser un indicio de que padece alguna dolencia en el oído interno.

Recomendaciones generales

Evite el humo de los cigarrillos, el olor de comida y los lugares con ambiente cargado y alta temperatura. Si se encuentra a bordo de un barco, tiéndase y cierre los ojos cuando note el primer síntoma de mareo.

Modificaciones en la dieta

1. ***Si está de viaje, coma poco.*** Evite los alimentos ricos en grasas y azúcares.
2. ***Elimine el alcohol de su dieta.*** Puede causar irritación en su estómago si ya está alterado.
3. ***Ponga en un termo una bebida a base de jengibre (véanse recetas al final de esta sección) y llévelo consigo.***
4. ***Coma galletas integrales, tanto antes como durante el viaje.***

Nutrientes beneficiosos

☐ **La vitamina B_6** puede ayudar a aliviar las náuseas. Una fuente natural de esta vitamina es la levadura de cerveza.
☐ **Las vitaminas C y K,** cuando se toman juntas, alivian, al parecer, las náuseas en caso de embarazo.

Zumos beneficiosos

☐ Jengibre: en unas investigaciones realizadas en la Universidad de Brigham Young, se descubrió que el jengibre era más eficaz contra el mareo que las pastillas que habitualmente se compran en las farmacias. En esta investigación se utilizaron cápsulas de raíz de jengibre en polvo, pero el zumo de esta raíz mezclado con otro zumo es más económico y mucho más agradable al paladar. Se ha comprobado que el jengibre es eficaz para todos los tipos de mareos.
☐ Berza y espinacas: fuentes de vitamina B_6.
☐ Pimiento morrón, berza y fresa: fuentes de vitamina C.
☐ Hojas de nabo, bróculi y lechuga: fuentes de vitamina K.

Recetas de zumos recomendadas
Mareos cinéticos

Polos al jengibre

1 kg de arándanos
1 rodaja de raíz de jengibre de unos 3 cm
Un racimo mediano de uvas blancas
Vasos de papel pequeños
Palitos para polos

Pase los arándanos y el jengibre, junto con las uvas, por la licuadora. Vierta el zumo en los vasos, añada los palitos y métalos en el congelador.

Té de jengibre

1 rodaja de raíz de jengibre
de unos 5 cm
1/4 de limón
1/2 litro de agua
Canela en rama, en trozos
4 o 5 clavos
Una pizca de nuez moscada
o cardamomo

Vierta en un cazo el zumo obtenido del limón y el jengibre y añada el agua, la canela y los clavos. Deje cocer a fuego lento. Añada la nuez moscada o el cardamomo.

Ginger Mix

1 rodaja de raíz de jengibre
de 1/2 cm aprox.
4 o 5 zanahorias, sin hojas
1/2 manzana, sin pepitas

Pase por la licuadora el jengibre junto con la manzana y las zanahorias.

Ginger Fizz

1 rodaja de raíz de jengibre
de 1/2 cm aprox.
1 manzana, sin pepitas
Agua mineral con gas

Pase por la licuadora el jengibre con la manzana. Vierta el zumo en un vaso con hielo picado y termine de llenarlo con el agua mineral.

Ginger Ale

1 gajo de limón
1 rodaja de raíz de jengibre
Un racimo mediano de uvas blancas
Agua mineral con gas

Pase por la licuadora el jengibre junto con las uvas. Añada el zumo del limón y viértalo en un vaso alto con hielo picado. Termine de llenarlo con el agua mineral.

Verde frappé

1 hoja de nabo
1 tallo de bróculi
1 manzana roja, sin pepitas
Hojitas de perejil para adornar

Licúe las verduras y la manzana. Viértalo todo en un vaso lleno de hielo picado y adorne con las hojitas de perejil.

Batido de fresas

1/2 kg de fresas
1/2 pera, en su punto
1 plátano maduro
1 cucharada de levadura de cerveza

Pase las fresas y la pera por la licuadora. Vierta el zumo junto con el plátano y la levadura en la batidora y mézclelo hasta que tenga consistencia.

Menopausia

La menopausia es la fase en la que las mujeres dejan de ovular. Pero, en contra de la creencia popular, el cuerpo femenino no deja de producir hormonas tras la menopausia. Por ejemplo, las glándulas suprarrenales continúan generando andrógenos, las hormonas que estimulan el apetito sexual. Sin embargo, los niveles del estrógeno llamado estradiol se reducen a una décima parte. Se cree que la disminución de este estrógeno origina los síntomas de la menopausia; los más habituales son los sofocos, los sudores nocturnos y la sequedad vaginal. La dieta puede reducir la intensidad de estos síntomas. Ya lo sabe: enchufe la licuadora y convierta el «cambio» en un cambio a mejor.

Recomendaciones generales

Las probabilidades de padecer enfermedades cardíacas y osteoporosis aumentan tras la menopausia. Por este motivo, quizá le interese tener más información sobre estos trastornos para así tomar las medidas oportunas y reducir los riesgos. (Véase **Aterosclerosis** y **Osteoporosis**.) Ciertos lubricantes solubles en agua alivian la sequedad vaginal. Además, la acupuntura es beneficiosa para algunas mujeres. Pero, sobre todo, salga de casa y camine. El ejercicio ayuda a prevenir la osteoporosis y las enfermedades cardíacas.

Modificaciones en la dieta

1. Siga la «Dieta básica» (p. 335).

2. Aumente el consumo de alimentos que contengan soja, como pueden ser la leche de soja, el tofu y el tempeh. La soja contiene estrógenos vegetales que sirven de complemento a los producidos por los ovarios.

3. Reduzca la cantidad de grasa de su dieta. Con ello los riesgos de contraer enfermedades cardíacas disminuirán.

Nutrientes beneficiosos

□ **Los bioflavonoides** ayudan a eliminar los síntomas.

□ **La vitamina E** puede reducir los sofocos. Las semillas de girasol, las almendras y el germen de trigo son excelentes fuentes de esta vitamina.

☐ **El magnesio** interviene en la formación ósea y es necesario para prevenir la osteoporosis.
☐ **El calcio** interviene en la formación ósea y es necesario para prevenir la osteoporosis.

Zumos beneficiosos

☐ Naranja, tomate, col y pomelo: fuentes de bioflavonoides.
☐ Espinaca, espárrago y kiwi: fuentes de vitamina E.
☐ Col rizada, perejil y zarzamora: fuentes de magnesio.
☐ Berza, col rizada y perejil: excelentes fuentes de calcio.

Recetas de zumos recomendadas
Menopausia

Batido dulce de calcio

1/2 kg de fresas
200 g de tofu

Licúe las fresas, vierta el zumo, junto con el tofu, en la batidora y mézclelo hasta que tenga consistencia. Adorne con una fresa.

Combinado antiestrés

1 hoja de berza
1 hoja de col rizada
Un puñadito de perejil
1 tallo de apio
1 zanahoria, sin hojas
1/2 pimiento rojo
1 tomate
1 ramito de bróculi
Tallo de apio para adornar

Comprima las hojas de berza y de col y el perejil y páselos por la licuadora junto con el apio y la zanahoria. A continuación añada el pimiento rojo, el tomate y el bróculi. Adorne con el tallo de apio.

Crema dulce de magnesio

1/2 kg de moras
1 plátano maduro
50 g de tofu
1 cucharada de levadura de cerveza

Licúe las moras, vierta el zumo, junto con el plátano, el tofu y la levadura, en la batidora y mézclelo hasta obtener una pasta fina. Adorne con unas moras. Tómelo una hora antes de acostarse.

Tónico de espinacas

Un manojo de espinacas
3 tallos de apio
2 espárragos
1 tomate grande
1 tomatito para adornar

Comprima las espinacas y páselas por la licuadora junto con el apio. Mezcle este zumo con el de los espárragos y el tomate en un vaso alto y adorne con el tomatito.

Cóctel rico en calcio

3 hojas de berza
Un puñadito de perejil
4 o 5 zanahorias, sin hojas
1/2 manzana, sin pepitas

Comprima el perejil y la berza y páselos por la licuadora junto con las zanahorias y la manzana.

Batido de naranja especiado

1 rodaja de raíz de jengibre de 1/2 cm aprox.
2 naranjas grandes, peladas (sin quitar la parte blanca)
1/2 manzana, sin pepitas
Corteza de naranja para adornar

Pase el jengibre por la licuadora con la naranja y la manzana. Sírvalo adornándolo con la corteza de naranja.

Tónico vegetal

1/4 de col
2 tallos de apio
1 ramito de bróculi
1 hojita de perejil para adornar

Haga un zumo con las verduras y adorne con la hojita de perejil.

Té especiado de naranja

1 rodaja de raíz de jengibre de 1 cm aprox.
1 naranja pelada (sin quitar la parte blanca)
Agua
Canela en rama para adornar

Pase el jengibre y la naranja por la licuadora. Vierta 60 ml de zumo en una taza de té y termine de llenarla con agua hirviendo. Adorne con la canela en rama.

Micosis

Véase Candidiasis.

Náuseas

Véase Mareos cinéticos.

Nivel bajo de azúcar en la sangre

Véase Hipoglucemia.

Obesidad

Véase Sobrepeso/Obesidad.

Osteoporosis

La osteoporosis es una pérdida gradual de masa ósea, acompañada de reducción de tejido óseo y aparición de agujeros diminutos en los huesos. Puede ocasionar mayor incidencia de fracturas, pérdida de altura, dolores de cadera y espalda y desviación de columna. Este trastorno se suele atribuir a una deficiencia de calcio, pero éste es tan sólo uno de los componentes de los huesos. Existen factores no relacionados con la dieta, como la falta de ejercicio y la deficiencia de estrógeno, que también influyen en la osteoporosis. Al parecer, el calcio da mejores resultados cuando se combina con otros tratamientos.

Recomendaciones generales

Es muy importante realizar ejercicios que impliquen soportar un peso, por ejemplo caminar, porque se necesita tensión para producir nueva materia ósea. Éste es uno de los casos en los que «lo que no se usa, se atrofia». El tabaco también puede afectar al equilibrio cálcico, y mantenerlo podría ser una buena razón para dejar de fumar. Los medicamentos como la isoniacida, los corticosteroides, la tetraciclina y los preparados tiroideos también pueden producir una pérdida de calcio. Además, los antiácidos que contienen aluminio pueden reducir su absorción.

Modificaciones en la dieta

1. Siga la «Dieta básica» (p. 335). Su alto contenido en fibra puede prevenir la pérdida de masa ósea.
2. Compruebe si tiene hipoglucemia. Existen pruebas de que las personas con osteoporosis pueden presentar intolerancia a la glucosa. (Véase **Hipoglucemia**.)
3. Evite los refrescos con alto contenido en fosfatos, como los de cola, y las bebidas con cafeína, como el café y el té. Pueden aumentar la pérdida de calcio.
4. Tome menos sal. Incrementa la pérdida de calcio.
5. Consuma menos carne. Según algunos estudios, las dietas altas en carne pueden favorecer el desarrollo de la osteoporosis. No coma carne más de una vez al día, y absténgase de consumirla varios días por semana.
6. Evite las bebidas alcohólicas. El alcohol, incluso tomado con moderación, puede aumentar el riesgo de fractura de cadera.

Nutrientes beneficiosos

□ **El calcio** es el mineral que más abunda en los huesos. Existen numerosas pruebas de que la ingesta de calcio en la adolescencia es de vital importancia. Muchas personas no toleran los productos lácteos, e ignoran que las verduras como la berza y el bróculi son ricas en este nutriente. El calcio de la berza se absorbe tan bien como el de la leche, y en algunos casos mejor.
□ **El magnesio,** al igual que el calcio, se encuentra en los huesos y también previene la pérdida de masa ósea.

☐ **El boro** es un micromineral necesario para activar algunas hormonas que tienen un efecto regulador en la formación de materia ósea.

☐ **La vitamina K** permite que las proteínas óseas se fijen a las moléculas de calcio.

☐ **La vitamina D** interviene en el equilibrio mineral de los huesos. Puede producirla el propio cuerpo al exponer la piel a los rayos solares. La mejor fuente son los pescados grasos de aguas frías, como el arenque y el atún.

☐ **Las antocianinas y las proantocianidinas** son pigmentos que flotan en el líquido de las vacuolas celulares. Estas sustancias permiten que el cuerpo forme estructuras colágenas de gran resistencia, y de este modo estabilizan la estructura ósea.

Zumos recomendados

☐ Berza, col rizada y perejil: excelentes fuentes de calcio.

☐ Col rizada, perejil y zarzamora: fuentes de magnesio.

☐ Berza, col rizada y nabo: fuentes de boro.

☐ Hojas de nabo, bróculi, lechuga y col: excelentes fuentes de vitamina K.

☐ Uvas negras y arándanos: fuentes de antocianina.

Recetas de zumos recomendadas Osteoporosis

Cóctel rico en calcio

3 hojas de berza
Un puñadito de perejil
4 o 5 zanahorias, sin hojas
1/2 manzana, sin pepitas

Comprima el perejil y la berza y páselos por la licuadora junto con las zanahorias y la manzana.

Verde frappé

1 hoja de nabo
1 tallo de bróculi
1 manzana roja, sin pepitas
Hojitas de perejil para adornar

Licúe las verduras y la manzana. Viértalo todo en un vaso lleno de hielo picado y adorne con la hojita de perejil.

Aperitivo de magnesio

1 diente de ajo
Un puñadito de perejil
4 o 5 zanahorias, sin hojas
2 tallos de apio
1 hojita de perejil para adornar

Envuelva el ajo con el perejil y páselos por la licuadora junto con las zanahorias y el apio. Vierta el zumo en un vaso y adorne con la hojita de perejil.

Aperitivo rojo

Un racimo mediano de uvas negras
1/2 taza de cerezas, sin hueso
1/2 taza de arándanos
Un puñado de bayas (de cualquier clase)

Licúe las uvas, las cerezas y las bayas y vierta el zumo en un vaso o recipiente con hielo muy picado. Añada unas bayas enteras y cómalo con cuchara.

Batido dulce de calcio

1/2 kg de fresas
200 g de tofu

Licúe las fresas, vierta el zumo, junto con el tofu, en la batidora y mézclelo hasta que tenga consistencia. Adorne con una fresa.

Cóctel vegetal

Un puñadito de perejil
3 rodajas de remolacha
2 tallos de apio
4 zanahorias, sin hojas

Comprima el perejil y la remolacha y páselos por la licuadora junto con el apio y las zanahorias.

Crema de cerezas agridulce

1 cuenco de cerezas, deshuesadas
125 g de yogur desnatado

Licúe las cerezas, vierta el zumo, junto con el yogur, en la batidora y mézclelo hasta obtener una crema fina.

Pérdida de memoria

Todos hemos experimentado en algún momento una disminución de nuestra capacidad mental por causas desconocidas. En el caso de las personas mayores, las pérdidas de memoria y el bajo rendimiento mental se suelen considerar, de forma errónea, «normales». Nosotras creemos que eso es una tontería. El cerebro está muy influido por el estado de salud del cuerpo. Si no se encuentra bien, su cerebro se sentirá de igual forma. Una dieta con deficiencia de nutrientes, un desequilibrio hormonal, un trastorno glandular o la toxicidad de los metales pesados como el plomo o el mercurio pueden causar problemas de memoria. Si alguna vez se ha pasado una hora buscando las gafas de sol, que llevaba en la cabeza, pruebe algunos de los consejos que se citan a continuación. Pueden ayudarle a disipar la «niebla».

Recomendaciones generales

El estrés, las alergias a los alimentos y la hipoglucemia pueden «nublar» su mente. Algunas veces este problema se produce por una deficiencia de vitaminas. En la vejez es frecuente que haya una mala absorción de vitamina B_{12}; los complementos de esta vitamina en forma de inyecciones pueden despejar la cabeza de manera sorprendente. Si sospecha que sufre un trastorno físico, como desequilibrio hormonal o toxicidad a los metales pesados, consulte a su médico.

Modificaciones en la dieta

1. Siga la «Dieta básica» (p. 335). Esta dieta le ayudará a fortalecer su cuerpo y su cerebro.
2. Si tiene problemas para recordar lo que está leyendo, tome como tentempié algún alimento rico en grasa. La grasa estimula la liberación de colecistoquinina, un neurotransmisor que puede ayudarle a retener la información en su memoria. Se recomienda tomar semillas y mantequillas de frutos secos, debido a que contienen aceites «saludables».
3. Véase también **Alergias**, **Estrés** e **Hipoglucemia.**

Nutrientes beneficiosos

☐ **La tiamina** se conoce también como la vitamina de los nervios. La deficiencia de este nutriente, incluso en cantidades pequeñas, se ha relacionado con alteraciones de la actividad mental. La levadura, el germen de trigo y las semillas de girasol son ricos en tiamina.

☐ **La riboflavina** está relacionada con la capacidad mental. En una prueba de memoria, las personas que tenían un nivel adecuado de esta vitamina B obtuvieron mejores resultados que las que presentaban una deficiencia de este nutriente.

☐ **El caroteno** está relacionado con el aumento de memoria. Las personas que tenían un nivel adecuado de este pigmento naranja lograron mejores resultados en una prueba de aptitud mental que las que presentaban pequeñas deficiencias.

☐ **La vitamina B_{12}** es beneficiosa, porque en casos de deficiencia está relacionada con problemas de memoria. Las personas con deficiencia de esta vitamina obtuvieron resultados bajos en pruebas de memoria. La mejor fuente son las proteínas animales.

☐ **El folato** es importante, porque en casos de deficiencia se ha relacionado con problemas de memoria. Las personas con niveles bajos de este nutriente obtuvieron resultados negativos.

☐ **El hierro** está relacionado con una buena capacidad mental. Se ha demostrado que las personas ancianas con un alto nivel de hierro desarrollan la misma actividad cerebral que los jóvenes.

☐ **La vitamina C** aumenta la absorción de hierro.

Zumos beneficiosos

☐ Col rizada, berza y perejil: fuentes de riboflavina.

☐ Zanahoria, berza y melón: excelentes fuentes de caroteno.

☐ Espárrago, espinacas y berza: fuentes de folato.

☐ Berza y perejil: buenas fuentes de hierro.

☐ Pimiento rojo, berza y perejil: buenas fuentes de vitamina C.

Recetas de zumos recomendadas
Pérdida de memoria

Néctar de melocotón

2 melocotones en su punto, sin hueso
1/2 lima
1 plátano maduro
1 cucharada de levadura de cerveza

Licúe los melocotones y la lima. Vierta el zumo, junto con el plátano y la levadura, en la batidora y mézclelo hasta que tenga consistencia.

Batido de melón

2 rodajas de melón, con corteza

Corte el melón a trocitos y páselo por la licuadora.

Sorpresa verde

1 hoja grande de berza
2 o 3 manzanas verdes, sin pepitas
Corteza de lima para adornar

Comprima la hoja de berza y pásela por la licuadora junto con las manzanas. Adorne con la corteza de lima. La sorpresa consiste en que no notará el sabor de la berza.

Revitalizante para el cerebro

1 manzana grande, ácida
1 taza de anacardos

Vierta el zumo de la manzana, junto con los anacardos, en la batidora y mézclelo hasta que tenga consistencia. Déjelo reposar hasta que espese. Sírvalo con galletas integrales.

Sopa de hortalizas

2 o 3 dientes de ajo
1 hoja de berza
1 tomate grande
2 tallos de apio
1 hoja de col rizada, picada
1 cucharada de costrones

Envuelva el ajo con la hoja de berza y páselos por la licuadora junto con el tomate y el apio. Vierta el zumo en un cazo, añada la col rizada picada y caliéntelo ligeramente. Adorne con los costrones.

Tónico mineral

Un manojo de perejil
2 hojas de nabo
1 hoja de berza
4 o 5 zanahorias, sin hojas

Enrolle el perejil en las hojas de nabo y berza y páselos por la licuadora con las zanahorias.

Tónico de espinacas

Un manojo de espinacas
3 tallos de apio
2 espárragos
1 tomate grande
1 tomatito para adornar

Comprima las espinacas y páselas por la licuadora junto con el apio. Mezcle este zumo con el de los espárragos y el tomate en un vaso alto y adorne con el tomatito.

Periodontitis

La gingivitis, inflamación de las encías, se considera la primera fase de la periodontitis, que tiene su origen en una acumulación de placa bacteriana en los dientes. Al parecer, ésta es la causa de que las encías se infecten y se inflamen. Si no se trata, la gingivitis puede degenerar en periodontitis, fase en la que la inflamación se extiende al hueso. La periodontitis (también llamada piorrea) es una de las principales causas de pérdida de la dentición en los adultos y puede ser debida a higiene dental deficiente, nutrición inadecuada, consumo excesivo de azúcar, alcohol, medicamentos y tabaco. El tratamiento de esta enfermedad corresponde a los dentistas. El papel de la nutrición consiste en fortalecer los tejidos y crear mecanismos de defensa que eviten la penetración de toxinas bacterianas en las encías.

Recomendaciones generales

Además de una dieta sana, una higiene dental adecuada es la mejor arma contra la periodontitis. Utilice seda dental diariamente para limpiar y estimular las encías, y cepíllese tanto los dientes como las encías con un cepillo suave, después de cada comida.

Cuando la periodontitis comience a aparecer, debe ponerse en manos de un dentista. Si sospecha que tiene esta enfermedad, acuda a un especialista y después pruebe algunos de los remedios que se ofrecen a continuación.

Modificaciones en la dieta

1. ***Siga la «Dieta de reforzamiento del sistema inmunológico» (p. 343).***
2. ***Adopte una dieta rica en fibra.*** Con ello aumentará la secreción salivar y protegerá las encías.
3. ***Elimine los azúcares simples.*** El azúcar inhibe la función de los leucocitos y provoca caries dental.
4. ***Reduzca el consumo de zumos de frutas, excepto los de bayas.***
5. Véase también **Infecciones**.

Nutrientes beneficiosos

☐ **El beta-caroteno y el cinc,** en combinación, tienen efectos beneficiosos. La vitamina A es necesaria para la síntesis de los tejidos, y el cinc, para la curación de heridas. El beta-caroteno es la forma más adecuada de vitamina A, debido a sus propiedades antioxidantes y a su atoxicidad.
☐ **La vitamina C** fortalece el sistema inmunológico y reduce la permeabilidad de las células gingivales.
☐ **Los bioflavonoides** son las sustancias más importantes para el tratamiento de la periodontitis. Son muy eficaces para reducir la inflamación y para estabilizar las estructuras de colágeno. (El colágeno forma el tejido conectivo.)
☐ **El ácido fólico** reduce la inflamación del tejido gingival.

Zumos beneficiosos

☐ Berza, col rizada y perejil: fuentes de beta-caroteno con poco azúcar.
☐ Perejil y ajo: fuentes de cinc.

- ☐ Berza, col rizada y perejil: fuentes de vitamina C con poco azúcar.
- ☐ Arándano, col y tomate: fuentes de bioflavonoides.
- ☐ Espinaca, berza y hojas de remolacha: fuentes de ácido fólico.
- ☐ Jengibre: agente antiinflamatorio natural.
- ☐ Piña: agente antiinflamatorio natural.

Recetas de zumos recomendadas
Periodontitis

Tomate picante con hielo

1 tomate
1 pimiento rojo
Una pizca de salsa picante
4 hojas de lechuga
1 tallo de bróculi
Hojita de perejil para adornar

Vierta el zumo del tomate y del pimiento rojo, tras añadir la pizca de salsa picante, en una bandeja para cubitos. Métalo en el congelador. Vierta el zumo de la lechuga y el bróculi en un vaso alto, añada los cubitos de tomate y adorne con una hojita de perejil.

Sopa de hortalizas

2 o 3 dientes de ajo
1 hoja de berza
1 tomate grande
2 tallos de apio
1 hoja de col rizada, picada
1 cucharada de costrones

Envuelva el ajo con la hoja de berza y páselos por la licuadora junto con el tomate y el apio. Vierta el zumo en un cazo, añada la col rizada picada y caliéntelo ligeramente. Adorne con los costrones.

Fizz mentolado

Un manojo de menta
1/2 kg de arándanos
Agua mineral con gas
Hojita de menta para adornar

Comprima la menta y pásela, junto con los arándanos, por la licuadora. Vierta el zumo en un vaso alto, con hielo picado. Termine de llenarlo con el agua mineral. Adorne con la hojita de menta.

Tónico mineral

Un manojo de perejil
2 hojas de nabo
1 hoja de berza
4 o 5 zanahorias, sin hojas

Enrolle el perejil en las hojas de nabo y berza y páselos por la licuadora con las zanahorias.

Ginger Mix

1 rodaja de raíz de jengibre de 1/2 cm aprox.
4 o 5 zanahorias, sin hojas
1/2 manzana, sin pepitas

Pase por la licuadora el jengibre junto con la manzana y las zanahorias.

Preparación para la cirugía

La rapidez con la que su cuerpo es capaz de recuperarse está directamente relacionada con lo bien alimentado que esté. Sobre todo antes de someterse a una intervención quirúrgica, una nutrición adecuada es de vital importancia. Los resultados y la convalecencia pueden ser mejores si su cuerpo está preparado para las tensiones que conlleva una operación. En los apartados siguientes se ofrecen una serie de sugerencias que le ayudarán a reforzar el sistema inmunológico y suministrar al organismo los nutrientes necesarios para regenerar los tejidos dañados, y por lo tanto a prevenir infecciones. Si ya ha sido intervenido y está en el período de convalecencia, estos consejos también pueden serle de utilidad.

Recomendaciones generales

Cuando haga el equipaje para ir al hospital no olvide incluir la licuadora. Con antelación, llegue a un acuerdo con el médico para que un amigo o familiar pueda prepararle los zumos mientras permanezca hospitalizado.

Modificaciones en la dieta

1. Siga la «Dieta de reforzamiento del sistema inmunológico» (p. 343).
2. Consuma abundantes cantidades de proteínas antes y después de la operación. Las proteínas son las sustancias principales para la formación celular.
3. Coma vegetales de hojas verdes. Estas verduras contienen vitamina K, necesaria para una coagulación sanguínea adecuada, y hierro, que refuerza el sistema inmunológico.
4. El ajo y el jengibre son anticoagulantes naturales; se deben consumir moderadamente antes de la intervención quirúrgica. Cuando le den de alta, puede tomar abundantes cantidades de ajo (como antibiótico natural) y de jengibre (tiene efectos antiinflamatorios).
5. Incluya zumos de piña en su dieta. Este zumo contiene una enzima llamada bromelaína, que reduce las inflamaciones bucales tras una intervención dental. También puede reducir las inflamaciones que se produzcan en cualquier otra parte del cuerpo.
6. Véase también **Infecciones** e **Inflamación**.

Nutrientes beneficiosos

☐ **El beta-caroteno** tiene propiedades cicatrizantes.
☐ **La vitamina E** tiene propiedades cicatrizantes. Consulte a su médico para que le proporcione este complemento en dosis terapéuticas.
☐ **El cinc** tiene propiedades cicatrizantes. Consulte a su médico para que le proporcione este complemento en dosis terapéuticas.
☐ **La vitamina C,** un antioxidante, estimula la formación de tejido nuevo.
☐ **La vitamina K** es necesaria para una coagulación de sangre adecuada.
☐ **El hierro** es necesario para reforzar el sistema inmunológico.
☐ **La bromelaína** ayuda a reducir las inflamaciones.

Zumos beneficiosos

☐ Berza, zanahoria, melón y perejil: ricos en beta-caroteno.
☐ Berza, pimiento rojo y fresa: ricos en vitamina C.
☐ Hojas de nabo, bróculi y lechuga: ricos en vitamina K.
☐ Perejil y berza: ricos en hierro.
☐ Piña: fuente de bromelaína.
☐ Ajo: antibiótico natural. Después de la operación se puede tomar en abundancia. Sin embargo, antes de ser intervenido es aconsejable consumir cantidades moderadas, ya que es anticoagulante.
☐ Jengibre: agente antiinflamatorio natural. Después de la operación se pueden beber cantidades abundantes de este zumo. Sin embargo, antes de ser intervenido es conveniente consumirlo de forma moderada, ya que es anticoagulante.

Recetas de zumos recomendadas
Preparación para la cirugía

Polos hawaianos

1/2 piña, con corteza
1 rodaja de raíz de jengibre de 1/2 cm aprox.
1 manzana, sin pepitas
Vasos de papel pequeños
Palitos para polos

Haga un zumo con las frutas. Viértalo en los vasos, añada los palitos y métalos en el congelador. Resulta muy adecuado tras una intervención dental.

Tomate picante con hielo

1 tomate
1 pimiento rojo
Una pizca de salsa picante
4 hojas de lechuga
1 tallo de bróculi
Una hojita de perejil para adornar

Vierta el zumo del tomate y del pimiento rojo, tras añadir la pizca de salsa picante, en una bandeja para cubitos. Métalo en el congelador. Vierta el zumo de la lechuga y el bróculi en un vaso alto, añada los cubitos de tomate y adorne con una hojita de perejil.

Combinado de ajo

Un manojo de perejil
1 diente de ajo
4 o 5 zanahorias, sin hojas
2 tallos de apio

Comprima el perejil y páselo por la licuadora con el ajo, las zanahorias y el apio.

Ginger Mix

1 rodaja de raíz de jengibre de 1/2 cm aprox.
4 o 5 zanahorias, sin hojas
1/2 manzana, sin pepitas

Pase por la licuadora el jengibre junto con la manzana y las zanahorias.

Verde frappé

1 hoja de nabo
1 tallo de bróculi
1 manzana roja, sin pepitas
Hojitas de perejil para adornar

Licúe las verduras y la manzana. Viértalo todo en un vaso lleno de hielo picado y adorne con la hojita de perejil.

Revitalizante para la sangre

1 hoja de nabo
1 hoja de berza
Un manojo de perejil
4 o 5 zanahorias, sin hojas

Comprima las hojas y el perejil y páselos por la licuadora con las zanahorias. Muy rico en vitamina C y hierro. Tómelo a diario durante una o dos semanas antes de la intervención quirúrgica.

Problemas circulatorios

La mala circulación puede ser consecuencia de una serie de problemas como la aterosclerosis (estrechamiento de las arterias debido a depósitos grasos), la enfermedad de Buerger (inflamación de venas y arterias en las extremidades del cuerpo, que se caracteriza por hormigueo en los dedos de pies y manos), la enfermedad de Raynaud (constricción y espasmos de los vasos sanguíneos de las extremidades) o varices. Si la mala circulación es continua, no deje de consultar con su médico. Los pies y las manos frías, fenómeno frecuente sobre todo en mujeres y que se suele atribuir a una mala circulación, pueden ser consecuencia de una escasez de hierro en los tejidos. En ese caso lo mejor es aumentar las reservas, pero no a través de comprimidos de hierro, sino de un consumo incrementado de alimentos ricos en hierro y sus zumos.

Recomendaciones generales

Es importante hacer mucho ejercicio de forma regular. Póngase como objetivo realizar algún tipo de ejercicio suave durante un mínimo de media hora cuatro veces a la semana. Las caminatas son un buen ejercicio: mejoran el fluido sanguíneo y ayudan a mantener las arterias flexibles y sin obstrucciones. Algunos masajes, como el sueco, estimulan el flujo sanguíneo y linfático. Puede darse masajes usted mismo en su casa, con un cepillo de cerdas naturales y mango largo o con un guante de crin. Comience por los pies y continúe hacia arriba, siempre hacia el corazón. Resulta muy estimulante antes de un baño o ducha. También es importante para mantener un peso adecuado.

Modificaciones en la dieta

1. Siga la «Dieta básica» (p. 335).
2. Lleve una dieta rica en fibra, que incluya abundantes cantidades de frutas, verduras, cereales integrales, legumbres (judías, lentejas y guisantes secos), semillas y frutos secos.
3. Evite los alimentos ricos en grasas, como la carne roja y los productos lácteos.
4. Elimine los alimentos refinados, incluidos los productos elaborados con harina blanca y azúcar refinado.
5. Evite los estimulantes, incluidos café, té, refrescos de cola y tabaco.

6. ***Suprima el alcohol.***
7. ***Limite el consumo de alimentos con muchas especias.***
8. Véase también **Aterosclerosis** y **Varices**.

Nutrientes beneficiosos

☐ **El complejo de vitaminas B** mejora la circulación.
☐ **El germanio** facilita el transporte de oxígeno a los tejidos.
☐ **La clorofila** mejora la circulación.

Zumos beneficiosos

☐ Vegetales verdes: la mejor fuente de muchas vitaminas B. (Algunas vitaminas B, como la B_{12}, se encuentran sobre todo en los productos animales.)
☐ Ajo y cebolla: fuentes de germanio.
☐ Vegetales verdes: excelentes fuentes de clorofila.

Recetas de zumos recomendadas
Problemas circulatorios

Caldo de potasio

Un manojo de perejil
Un manojo de espinacas
4 o 5 zanahorias, sin hojas
2 tallos de apio

Comprima el perejil y las hojas de espinacas y páselos por la licuadora, junto con las zanahorias y el apio.

Ensalada de hortalizas especial

3 ramitos de bróculi
1 diente de ajo
4 o 5 zanahorias,
o 2 tomates
2 tallos de apio
1/2 pimiento verde

Pase el bróculi y el ajo por la licuadora con las zanahorias o los tomates. Añada a continuación el apio y el pimiento verde.

Delicia verde

Un manojo de espinacas
3 hojas de berza
4 zanahorias, sin hojas
2 tallos de apio
1/2 pepino
1 manzana, sin pepitas

Comprima las espinacas y la berza y páselas por la licuadora junto con las zanahorias, el apio, el pepino y la manzana.

Cóctel supervegetal

Un puñadito de perejil
Un puñado de berros
4 zanahorias, sin hojas
3 tallos de apio
1/2 taza de hinojo picado
1/2 manzana, sin pepitas

Comprima el perejil y los berros y páselos por la licuadora junto con las zanahorias, el apio, el hinojo y la manzana.

Tónico primaveral

Un manojo de perejil
4 zanahorias, sin hojas
1 diente de ajo
2 tallos de apio

Comprima el perejil y páselo por la licuadora con las zanahorias, el ajo y el apio.

Problemas de peso

Véase Delgadez y Sobrepeso/Obesidad.

Problemas menstruales

Las menstruaciones largas y abundantes son un problema para muchas mujeres, y ocasionan una pérdida de muchos minerales necesarios. Por suerte, este trastorno mejora con una nutrición adecuada. Las sugerencias de dieta que se ofrecen pueden resultar útiles para reducir la cantidad de flujo y aliviar los dolores menstruales.

Recomendaciones generales

Pida a su médico que compruebe la función tiroidea. Incluso un tiroides poco activo puede causar problemas menstruales.

Modificaciones en la dieta

1. Siga la «Dieta básica» (p. 335).
2. Adopte una dieta baja en grasas animales. Contienen un ácido graso que aumenta la liberación de prostaglandinas de la serie 2, causantes de los calambres y del exceso de flujo.

Nutrientes beneficiosos

☐ **El hierro** puede disminuir con la menstruación y, como consecuencia, se pueden producir calambres y exceso de flujo.
☐ **La vitamina C y los bioflavonoides** refuerzan los vasos capilares, reducen la cantidad de flujo e incrementan la absorción de hierro.
☐ **La vitamina K,** en un extracto de clorofila, hizo disminuir la cantidad de flujo en varios estudios realizados.
☐ **El magnesio** alivia los espasmos musculares uterinos.
☐ **La bromelaína** tiene propiedades antiinflamatorias y relaja los músculos.

Zumos beneficiosos

☐ Berza y perejil: fuentes de hierro y de vitamina C.
☐ Cereza, uva, limón y tomate: fuentes de bioflavonoides.
☐ Hojas de nabo, bróculi y col: fuentes de vitamina K y de clorofila.
☐ Col rizada, perejil y ajo: fuentes de magnesio.
☐ Piña: fuente de bromelaína.

Recetas de zumos recomendadas
Problemas menstruales

Tónico mineral

Un manojo de perejil
2 hojas de nabo
1 hoja de berza
4 o 5 zanahorias, sin hojas

Enrolle el perejil en las hojas de nabo y berza y páselos por la licuadora con las zanahorias.

Crema dulce de magnesio

1/2 kg de moras
1 plátano maduro
50 g de tofu
1 cucharada de levadura de cerveza

Licúe las moras, vierta el zumo, junto con el plátano, el tofu y la levadura, en la batidora y mézclelo hasta obtener una crema fina. Adorne con unas moras. Tómelo una hora antes de acostarse.

Tónico especiado de Maureen

1/4 de piña, con corteza
1/2 manzana, sin pepitas
1 rodaja de raíz de jengibre de 1/2 cm aprox.

Pase la piña por la licuadora con la manzana y el jengibre.

Refresco agridulce

1/2 limón
1/2 kg de cerezas, sin hueso
Agua mineral con gas

Vierta el zumo del limón en una bandeja para cubitos de hielo, añada agua y métala en el congelador. Licúe las cerezas y vierta el zumo en un vaso alto. Añada los cubitos de limón y termine de llenar el vaso con el agua.

Tónico vegetal

1/4 de col
2 tallos de apio
1 ramito de bróculi
1 hojita de perejil para adornar

Haga un zumo con las verduras y adorne con la hojita de perejil.

Verde frappé

1 hoja de nabo
1 tallo de bróculi
1 manzana roja, sin pepitas
1 hojita de perejil para adornar

Licúe las verduras y la manzana. Viértalo todo en un vaso lleno de hielo picado y adorne con la hojita de perejil.

Aperitivo de magnesio

1 diente de ajo
Un puñadito de perejil
4 o 5 zanahorias
2 tallos de apio
1 hojita de perejil para adornar

Envuelva el ajo con el perejil y páselos por la licuadora junto con las zanahorias y el apio. Vierta el zumo en un vaso y adorne con la hojita de perejil.

Problemas oculares

Véase Cataratas.

Psoriasis

Esta enfermedad aparece cuando las células de la piel se dividen con demasiada rapidez, hasta mil veces más de lo normal. El resultado es una acumulación cutánea en forma de escamas plateadas, que producen picores, en las nalgas, el cuero cabelludo, las plantas de los pies y en muñecas, codos, rodillas y tobillos. Además, las uñas de los pies y de las manos pueden perder brillo y desarrollar hoyos y abultamientos. El estrés, las enfermedades, la cirugía, las quemaduras solares, las infecciones víricas y bacterianas o los fármacos, como el litio, pueden hacer que la psoriasis se manifieste. Aparece con más frecuencia en personas de edades comprendidas entre los quince y los veinticinco años. Se trata de un trastorno no infeccioso, y por el momento no hay cura. El tratamiento consiste en aumentar las sustancias que favorecen la maduración de las células y en disminuir las que pueden estimular un desarrollo celular excesivo, por ejemplo las poliaminas.

Recomendaciones generales

Exponga la zona afectada a la luz del sol durante una hora diaria. La aplicación de calor también resulta eficaz: tanto el sol como el calor pueden disminuir la gravedad de los síntomas.

Modificaciones en la dieta

1. *Siga la «Dieta básica» (p. 335).* Los malos hábitos alimentarios están asociados con la propensión a padecer enfermedades cutáneas.
2. *Compruebe si es alérgico a algún alimento.* Para ello, pruebe la «Dieta de eliminación» (p. 346).
3. *Siga una dieta rica en fibra.* La fibra ayuda a fijar en el intestino las toxinas que aumentan el nivel de crecimiento celular cutáneo. Debería tomar más de la mitad de los alimentos de cada comida crudos.

4. Limpie los intestinos con una dieta de depuración. (Véase «Dietas de depuración», p. 349).
5. Elimine el alcohol. En algunos estudios se ha comprobado que el alcohol empeora los síntomas de la psoriasis.
6. Coma más caballa, salmón y arenque. Los pescados grasos de aguas frías contienen aceites que ralentizan o detienen la inflamación cutánea.

Nutrientes beneficiosos

☐ **El cinc,** en casos de psoriasis, se pierde en grandes cantidades a través de la escamación cutánea. Este nutriente es también imprescindible para la absorción de ácido linoleico, un ácido graso necesario para la salud de la piel. Las pipas de calabaza son una fuente excelente tanto de cinc como de ácido linoleico.
☐ **El selenio** ayuda a disminuir la formación de sustancias inflamatorias.
☐ **El ácido fólico** puede ser escaso en casos de psoriasis.
☐ **El beta-caroteno,** que el cuerpo transforma en vitamina A, reduce las poliaminas, unas sustancias que aceleran el crecimiento cutáneo.

Zumos beneficiosos

☐ Perejil y zanahoria: fuentes de cinc.
☐ Acelga, ajo y naranja: fuentes de selenio.
☐ Espinaca, berza y hojas de nabo: buenas fuentes de ácido fólico.
☐ Zanahoria, berza y melón: excelentes fuentes de beta-caroteno.
☐ Remolacha: eficaz desintoxicante.
☐ Piña: contiene una enzima llamada bromelaína, que favorece la digestión de proteínas y la reducción de poliaminas.
☐ Papaya: contiene una enzima llamada papaína, que favorece la digestión de proteínas y la reducción de poliaminas.
☐ Jengibre: agente antiinflamatorio natural.

Recetas de zumos recomendadas
Psoriasis

Cóctel depurativo de Cherie

1 rodaja de raíz de jengibre de 1/2 cm aprox.
1 remolacha
1/2 manzana, sin pepitas
4 zanahorias, sin hojas

Pase el jengibre, la remolacha y la manzana, junto con las zanahorias, por la licuadora.

Tónico mineral

Un manojo de perejil
2 hojas de nabo
1 hoja de berza
4 o 5 zanahorias, sin hojas

Enrolle el perejil en las hojas de nabo y berza y páselos por la licuadora con las zanahorias.

Concentrado tropical

1 papaya en su punto, pelada
1 rodaja de raíz de jengibre de 1/2 cm aprox.
1 pera

Pase la papaya, el jengibre y la pera por la licuadora.

Tónico especiado de Maureen

1/4 de piña, con corteza
1/2 manzana, sin pepitas
1 rodaja de raíz de jengibre de 1/2 cm aprox.

Pase la piña por la licuadora con la manzana y el jengibre.

Purificante para el cuerpo

1/2 pepino
1 remolacha
1/2 manzana, sin pepitas
4 zanahorias, sin hojas

Pase el pepino, la remolacha y la manzana por la licuadora con las zanahorias.

Batido de naranja especiado

1 rodaja de raíz de jengibre de 1/2 cm aprox.
2 naranjas grandes, peladas (sin quitar la parte blanca)
1/2 manzana, sin pepitas
Corteza de naranja para adornar

Pase el jengibre por la licuadora con la naranja y la manzana. Sirva con la corteza de naranja.

Ensalada de hortalizas especial

3 ramitos de bróculi
1 diente de ajo
4 o 5 zanahorias, o 2 tomates
2 tallos de apio
1/2 pimiento verde

Pase el bróculi y el ajo por la licuadora con las zanahorias o los tomates. Añada a continuación el apio y el pimiento verde.

Resfriado común

Un resfriado es una infección vírica del extremo superior del tracto respiratorio. Es muy contagioso, y el tiempo de incubación dura entre dieciocho y cuarenta y ocho horas. El organismo no llega a desarrollar una inmunidad duradera para combatir este trastorno.

Los síntomas incluyen congestión de los conductos nasales con excreción acuosa, estornudos y dolores de cabeza. Los resfriados pueden ir acompañados de dolor de garganta sin flemas, fiebre, dolores musculares, fatiga y escalofríos.

Recomendaciones generales

El método más eficaz para prevenir los resfriados es reforzar el sistema inmunológico. Sufrir más de uno o dos en un año es una señal de que este sistema está debilitado. Si se padecen con frecuencia, es aconsejable comprobar si existe alguna alergia a los alimentos. Una dieta inadecuada, el estrés fisiológico y psicológico y las drogas (incluidos el alcohol y el tabaco) pueden debilitar el sistema inmunológico.

Cuando un resfriado le «pille», tome las siguientes medidas para disminuir el tiempo de recuperación.

Permanezca en cama cuanto pueda. Muchas veces el trabajo y otras obligaciones nos obligan a descuidar nuestro cuerpo. Pero la falta de descanso puede trastornar los mecanismos de defensa del organismo y prolongar la infección. Al estar en la cama, y sobre todo al dormir, se liberan sustancias beneficiosas que refuerzan el sistema inmunológico y mejoran la eficacia de las funciones inmunológicas.

Beba mucho líquido. Las membranas mucosas que recubren el tracto respiratorio deben permanecer hidratadas. Si se secan, se convierten en un campo de cultivo ideal para los virus. Un conducto respiratorio húmedo repele las infecciones víricas. Utilice un vaporizador o humidificador para vahos, y tome líquidos a lo largo de todo el día.

Tome baños tibios de jengibre. Corte varias rodajas de

raíz de jengibre y póngalas en una bañera con agua tibia. Permanezca dentro durante veinte minutos y tome una taza de té de jengibre mientras se relaja. (Véase receta del té de jengibre al final de esta sección.)

Remoje los pies en agua caliente. Disuelva una cucharada de polvo de mostaza en un cubo de agua caliente y mantenga dentro los pies durante unos diez minutos. Envuélvase la cabeza con una toalla para incrementar la temperatura de su cuerpo.

Utilice aceite de espliego y de eucalipto para aclarar la garganta y la nariz. Eche siete u ocho gotas de aceite de espliego o de eucalipto en un cazo grande con agua hirviendo y baje un poco el fuego. Envuélvase la cabeza con una toalla e inhale. Estos aceites se venden en tiendas de nutrición y herboristerías. *No utilice este tratamiento durante el embarazo.* Tampoco es aplicable para bebés. En el caso de niños, reduzca a la mitad la cantidad de aceite.

Modificaciones en la dieta

1. Siga la «Dieta de reforzamiento del sistema inmunológico» (p. 343).

2. Evite todos los dulces. Incluso la fructosa, la miel y el zumo de naranja contienen demasiado azúcar. Los azúcares deprimen el sistema inmunológico y limitan su capacidad para destruir bacterias y virus. Por otra parte, el azúcar de la sangre y la vitamina C pugnan para entrar en los glóbulos blancos. Los zumos de todas las frutas –excepto el de naranja, que se debe evitar– deben ser diluidos en una cantidad equivalente de agua. Los zumos de verduras son más beneficiosos que los de frutas.

3. Aumente el consumo de zumos de vegetales verdes, sobre todo de aquellos ricos en vitamina C. Prepare caldos y sopas de verduras. Tome infusiones, sobre todo de jengibre (véase receta más adelante) y té Pau d'arco.

4. Consuma abundantes cantidades de cayena, berros, cebollas y ajo. Un remedio popular aconseja partir un diente de ajo en trozos pequeños y tragarlo con un vaso de agua antes de acostarse. Cherie ha obtenido buenos resultados con este remedio en muchas ocasiones.

5. Tome acidófilos o megadófilos para reemplazar las bacterias intestinales beneficiosas.

6. Pruebe una dieta de depuración durante varios días. (Véase «Dietas de depuración», p. 349.)

7. Véase también **Dolor de garganta**.

Nutrientes beneficiosos

☐ **El beta-caroteno** favorece la función inmunológica y cicatriza los tejidos epiteliales que recubren el tracto respiratorio.

☐ **La vitamina C** tiene propiedades antivíricas y antibacterianas. Este nutriente puede reducir la duración de los resfriados y es beneficioso para prevenirlos.

☐ **Los bioflavonoides** actúan de forma sinérgica con la vitamina C y además tienen efectos antibacterianos.

☐ **El cinc** tiene efectos antivíricos.

Zumos beneficiosos

☐ Zanahoria, berza, perejil y espinaca: fuentes de beta-caroteno.

☐ Berza, perejil, pimiento verde y berro: fuentes de vitamina C.

☐ Tomate, perejil, albaricoque y limón: fuentes de bioflavonoides. (Véase en **Envejecimiento** una lista más extensa.)

☐ Raíz de jengibre, perejil, ajo y zanahoria: fuentes de cinc.

Recetas de zumos recomendadas
Resfriado común

Tónico primaveral

Un manojo de perejil
4 zanahorias, sin hojas
1 diente de ajo
2 tallos de apio

Comprima el perejil y páselo por la licuadora con las zanahorias, el ajo y el apio.

Extracto de gazpacho

4 tomates
1/2 pepino
1/4 pimiento verde
1 diente de ajo
2 tallos de apio
Tabasco

Pase los tomates, el pepino, el pimiento verde y el ajo por la licuadora junto con el apio. Añada tabasco.

Sopa de hortalizas

2 o 3 dientes de ajo
1 hoja de berza
1 tomate grande
2 tallos de apio
1 hoja de col rizada, picada
1 cucharada de costrones

Envuelva el ajo con la hoja de berza y páselos por la licuadora junto con el tomate y el apio. Vierta el zumo en un cazo, añada la col rizada picada y caliéntelo ligeramente. Adorne con los costrones.

Refresco bajo en calorías

1 manzana, sin pepitas
1/4 de lima
Agua mineral con gas

Licúe la manzana y la lima y vierta el zumo en un vaso alto, con hielo picado. Termine de llenarlo con el agua mineral.

Tónico especiado de Maureen

1/4 de piña, con corteza
1/2 manzana, sin pepitas
1 rodaja de raíz de jengibre de 1/2 cm aprox.

Pase la piña por la licuadora con la manzana y el jengibre.

Té de jengibre

1 rodaja de raíz de jengibre de unos 5 cm
1/4 de limón
1/2 litro de agua
Canela en rama, en trozos
4 o 5 clavos
Una pizca de nuez moscada o cardamomo

Vierta en un cazo el zumo obtenido del limón y el jengibre y añada el agua, la canela y los clavos. Deje cocer a fuego lento. Añada la nuez moscada o el cardamomo.

Ginger Fizz

1 rodaja de raíz de jengibre de 1/2 cm aprox.
1 manzana, sin pepitas
Agua mineral con gas

Pase por la licuadora el jengibre con la manzana. Vierta el zumo en un vaso con hielo picado y termine de llenarlo con el agua mineral.

Cóctel depurativo de Cherie

1 rodaja de raíz de jengibre de 1/2 cm aprox.
1 remolacha
1/2 manzana, sin pepitas
4 zanahorias, sin hojas

Pase el jengibre, la remolacha y la manzana, junto con las zanahorias, por la licuadora.

Ginger Mix

1 rodaja de raíz de jengibre de 1/2 cm aprox.
4 o 5 zanahorias, sin hojas
1/2 manzana, sin pepitas

Pase por la licuadora el jengibre junto con la manzana y las zanahorias.

Retención de líquidos

La mayoría de las mujeres y los hombres de cierta edad han sufrido retención de líquidos o edema en alguna ocasión. El edema es la acumulación de agua en los tejidos. Aunque a menudo se produce en las manos y los pies, puede darse en cualquier otra parte del cuerpo. Esta retención de agua está provocada por diferentes causas: píldoras anticonceptivas, síndrome premenstrual, embarazo, hígado enfermo o alergias a los alimentos. Los diuréticos naturales estimulan moderadamente la pérdida de agua, ya que reducen la hinchazón.

Precaución: Estos remedios han de aplicarse únicamente en casos de edema muy leves. Por otra parte, la hinchazón de los tobillos puede ser un indicador de fallo cardíaco, que debe ser tratado por un médico de forma inmediata. Si tiene alguna duda sobre la seriedad de su estado, acuda al médico. Si toma diuréticos, consulte a su médico o farmacéutico sobre el contenido de potasio de la medicación. Las personas que toman diuréticos altos en potasio deben evitar los complementos de este elemento y los alimentos que lo contengan en alto grado; quienes tomen diuréticos bajos en potasio deben consumir alimentos ricos en potasio.

Modificaciones en la dieta

1. Siga la «Dieta básica» (p. 335).

2. Reduzca el consumo de sal. Elimine la sal de mesa para condimentar y evite los alimentos elaborados y enlatados. Cuando cocine, utilice limón para dar sabor y no añada sal. No compre galletas en cuyo envase conste «bajo en sal», sino las integrales que no contengan sal, aunque sea marina. Las mujeres embarazadas no deberían reducir la cantidad de sal de su dieta, ya que las dietas bajas en sal están asociadas con complicaciones en el embarazo.

3. Disminuya o elimine el azúcar blanco. Algunos estudios realizados con animales señalan a la sacarosa como causante de retención excesiva de sodio.

4. Compruebe si es alérgico a algún alimento. La retención de líquidos, sobre todo bajo los ojos, puede ser síntoma de intolerancia a los alimentos. (Véase **Alergias**.)

5. Coma abundantes cantidades de los alimentos considerados tradicionalmente como diuréticos: alcachofas, melón, sandía, ajo y eneldo.

Nutrientes beneficiosos

□ **El potasio** debe ser aumentado mediante el consumo de alimentos de alto contenido en este mineral, si toma diuréticos de bajo contenido en potasio. También ayuda a contrarrestar los efectos del sodio en la retención de líquidos. Las personas que tomen diuréticos altos en potasio deben evitar los alimentos ricos en este mineral y los complementos de potasio.

□ **El magnesio** se pierde como resultado de la ingesta de diuréticos y se debe recuperar.

□ **La vitamina B_6** es beneficiosa, porque en casos de deficiencia puede limitar la capacidad del hígado de secretar sodio.

Zumos beneficiosos

□ Perejil, acelga, espinaca, bróculi, berza, zanahoria y apio: buenas fuentes de potasio.

□ Col rizada, perejil y ajo: fuentes de magnesio.

□ Berza, espinaca, hojas de nabo y pimiento morrón: fuentes de vitamina B_6.

□ Sandía, pepino, uva, lechuga y melón (con pepitas): diuréticos tradicionales suaves.

□ Ajo: remedio tradicional para la retención de líquidos.

Recetas de zumos recomendadas
Retención de líquidos

Refresco de pepino

1 tomate
1 pepino
2 tallos de apio
1 hojita de perejil para adornar

Vierta el zumo del tomate en una bandeja para cubitos de hielo y métala en el congelador. Licúe el pepino y el apio. Vierta el zumo en un vaso alto, añada los cubitos de tomate y adorne con la hojita de perejil.

Brisa de verano

1 naranja pelada (sin quitar la parte blanca)
Un racimo mediano de uvas blancas
2 tacitas de sandía, en trocitos y con corteza
1 hojita de menta para adornar

Pase la naranja, las uvas y la sandía por la licuadora. Vierta el zumo en un vaso alto con hielo picado y adorne con la hojita de menta.

Diurético tradicional

2 manzanas grandes, sin pepitas
1/2 cucharada de rábano picante en polvo

Licúe las manzanas y mezcle el zumo con el rábano picante. Tómelo tres veces al día.

Batido dulce de potasio

1 rodaja de melón
1 plátano

Licúe el melón y vierta el zumo, junto con el plátano, en la batidora. Mézclelo hasta obtener una pasta fina.

Caldo de potasio

Un manojo de perejil
Un manojo de espinacas
4 o 5 zanahorias, sin hojas
2 tallos de apio

Comprima el perejil y las hojas de espinacas y páselos por la licuadora con las zanahorias y el apio.

Ensalada de hortalizas especial

3 ramitos de bróculi
1 diente de ajo
4 o 5 zanahorias,
o 2 tomates
2 tallos de apio
1/2 pimiento verde

Pase el bróculi y el ajo por la licuadora con las zanahorias o los tomates. Añada a continuación el apio y el pimiento verde.

Batido de fresas

1/2 kg de fresas
1/2 pera, en su punto
1 plátano maduro
1 cucharada de levadura de cerveza

Pase las fresas y la pera por la licuadora. Vierta el zumo, junto con el plátano y la levadura, en la batidora y mézclelo hasta que tenga consistencia.

Purificante para el cuerpo

1/2 pepino
1 remolacha
1/2 manzana, sin pepitas
4 zanahorias, sin las hojas

Pase el pepino, la remolacha y la manzana por la licuadora con las zanahorias.

Síndrome de fatiga crónica

El síndrome de fatiga crónica es un síndrome parecido al de la mononucleosis y de origen desconocido. Algunos creen que se produce por una infección crónica del virus de Epstein-Barr, y es cierto que muchos pacientes de fatiga crónica tienen infecciones. Los síntomas incluyen décimas de fiebre durante períodos largos, dolor de cabeza, dolores de garganta periódicos, infecciones de las vías respiratorias superiores, fatiga, hinchazón de nodos linfáticos, problemas intestinales, dolor en músculos y articulaciones, irritabilidad y cambios de humor, ansiedad, depresión, pérdida de memoria temporal y problemas para dormir.

Recomendaciones generales

No existe cura para el síndrome de fatiga crónica, puesto que no se ha descubierto ninguna droga que pueda destruir el virus (cuando existe) o eliminar los síntomas. Pero hay esperanzas. Cherie y su marido, John, padecieron este síndrome. A John le detectaron anticuerpos del virus de Epstein-Barr en su organismo. Ninguno de los dos tiene síndrome de fatiga crónica en la actualidad.

La curación implica un enfoque general que abarque diferentes terapias. El objetivo es reforzar el sistema inmunológico y limpiar el organismo. Se recomienda realizar un programa completo de desintoxicación que incluya la protección del hígado y la estimulación del flujo linfático y sanguíneo al bazo. Hay una serie de hierbas medicinales que pueden ser de utilidad durante el tratamiento. En cuanto a consejos de carácter general, para tratar este síndrome, que contemplen la utilización de hierbas medicinales, consulte con un médico naturópata.

La disminución del estrés puede ser beneficiosa si se padece este trastorno. El estrés, psicológico y fisiológico, suele tener efectos negativos para el sistema inmunológico y determinar en gran medida el desarrollo y avance del síndrome de fatiga crónica. Existen muchas técnicas para disminuir el estrés psicológico, como las sesiones de apoyo psicológico, las técnicas de relajación, la psicoterapia y el *biofeedback*. Enfóquelo con una actitud positiva y aprenda a reírse de los avatares de la vida. Las actitudes negativas a menudo dañan el sistema inmunológico. Por otra parte, la terapia de nutrición puede ser eficaz para aliviar el estrés fisiológico pero, si no se trata además el psicológico, no se producirá un restablecimiento total. Lo mejor es abordar ambos aspectos.

El reposo es de suma importancia cuando el cuerpo está recuperando energía. Evite los ejercicios que le produzcan fatiga, pero trate de caminar varias veces a la semana. Cuando tenga más fuerzas podrá comenzar a realizar ejercicios suaves.

Pida que le hagan un análisis de sangre y un cultivo de heces para comprobar si tiene candidiasis, y siga el plan de dieta que se detalla en este libro, si los resultados son positivos. (Véase **Candidiasis**.) El desarrollo de *Candida albicans* es bastante frecuente en los casos de síndrome de fatiga crónica.

Modificaciones en la dieta

1. Siga la «Dieta de reforzamiento del sistema inmunológico» (p. 343).
2. Suprima todos los endulzantes. Está demostrado que los azúcares deprimen el sistema inmunológico. Que no se le pasen por alto los «endulzantes ocultos», como los que se encuentran en los panecillos, las tortitas, el pan de maíz, las salsas para ensaladas, las salsas dulces y amargas, los yogures con sabores, el helado de yogur «sin azúcar» (está repleto de endulzantes) y las delicias de las tiendas de nutrición. También se deben evitar los endulzantes alternativos, como las algarrobas, el zumo de frutas concentrado y el jarabe de arroz integral, hasta que se refuerce el sistema inmunológico y los síntomas hayan desaparecido.
3. Evite todos los alimentos elaborados con harina blanca. Para ello, tendrá que suprimir el pan no integral, la pasta (excepto la de harina integral) y los panecillos para hamburguesas. Piense en lo bien que se sentirá en un futuro no muy lejano.
4. Evite el alcohol, el café y el té. Las infusiones de hierbas no son perjudiciales.
5. Elimine la comida basura, como las patatas fritas, las galletitas para aperitivo, las hamburguesas y las pizzas.
6. Coma alimentos integrales y no elaborados.
7. Consuma abundantes cantidades de ajo, cebollas, jengibre y hongos* shi-ta-ker*, que refuerzan las funciones inmunológicas.

8. Los zumos son muy adecuados, sobre todo los de vegetales verdes, grama del norte o brotes. Diluya los zumos de vegetales verdes con otros de sabores más suaves, por ejemplo de zanahoria, tomate o manzana. Pruebe las recetas que aparecen al final de esta sección. Consuma entre un 50 % y un 75 % de los alimentos de su dieta crudos, de modo que la mitad consista en zumos y, el resto, en frutas y verduras crudas como ingredientes de ensaladas y otros platos. Los alimentos «naturales» ayudan a reforzar el sistema inmunológico.

9. Incluya alimentos ricos en ácidos grasos omega-3, por ejemplo pescados de aguas frías como caballa, arenque, sardinas, salmón, atún, ostras y anchoas. El aceite de linaza prensado en frío (compre sólo aceite de linaza que se haya mantenido refrigerado y en botellas opacas) es muy rico en ácidos grasos omega-3. Tome una cucharada diaria. (Puede mezclarlo con zumo o yogur para disimular el sabor a pescado; los ácidos grasos omega-3 son los que dan al pescado su sabor y olor característicos.) Además, las cápsulas de aceite de semillas de grosella negra (dos en cada comida), el ácido gamalinoleico (AGL) y los ácidos grasos esenciales son eficaces en el tratamiento de este trastorno.

10. Prográmese un «Ayuno con zumos» o una dieta de depuración (p. 349). Si no dispone de varios días, hágalo aunque sea durante un día.

Nutrientes beneficiosos

☐ **El beta-caroteno** refuerza la inmunidad y protege contra las toxinas.

☐ **La vitamina C** tiene efectos antivíricos, favorece la función adrenal y refuerza el sistema inmunológico.

☐ **El ácido pantoténico** favorece la función adrenal y reduce el estrés.

☐ **El complejo de vitaminas B** aumenta los niveles de energía.

☐ **El selenio** protege el sistema inmunológico.

☐ **El cinc** mejora la función inmunológica y protege el hígado.

☐ **La coenzima Q_{10}** mejora la función inmunológica. Se encuentra en las sardinas, la caballa y el salmón.
☐ **Los complementos múltiples de vitaminas y minerales** se deben tomar con los zumos para contribuir a la reconstitución del sistema inmunológico.

Zumos beneficiosos

☐ Zanahoria, berza, perejil y espinaca: fuentes de beta-caroteno.
☐ Berza, perejil, pimiento verde y bróculi: fuentes de vitamina C.
☐ Bróculi, coliflor y berza: fuentes de ácido pantoténico.
☐ Vegetales verdes: la mejor fuente de muchas vitaminas B. (Algunas vitaminas B, por ejemplo la B_{12}, se encuentran sobre todo en los productos animales.)
☐ Acelga, nabo, ajo y naranja: fuentes de selenio.
☐ Raíz de jengibre, perejil, patata, ajo y zanahoria: fuentes de cinc.

Recetas de zumos recomendadas Síndrome de fatiga crónica

Ginger Mix

1 rodaja de raíz de jengibre de 1/2 cm aprox.
4 o 5 zanahorias, sin hojas
1/2 manzana, sin pepitas

Pase por la licuadora el jengibre junto con la manzana y las zanahorias.

Ensalada de brotes

Un manojo de espinacas
Un manojo de brotes de alfalfa
4 o 5 zanahorias, sin hojas
1 manzana, sin pepitas

Comprima las espinacas y la alfalfa y páselas por la licuadora junto con las zanahorias y la manzana.

Ensalada de hortalizas especial

3 ramitos de bróculi
1 diente de ajo
4 o 5 zanahorias,
o 2 tomates
2 tallos de apio
1/2 pimiento verde

Pase el bróculi y el ajo por la licuadora con las zanahorias o los tomates. Añada a continuación el apio y el pimiento verde.

Cóctel depurativo de Cherie

1 rodaja de raíz de jengibre de 1/2 cm aprox.
1 remolacha
1/2 manzana, sin pepitas
4 zanahorias, sin hojas

Pase el jengibre, la remolacha y la manzana, junto con las zanahorias, por la licuadora.

Caldo de potasio

Un manojo de perejil
Un manojo de espinacas
4 o 5 zanahorias, sin hojas
2 tallos de apio

Comprima el perejil y las hojas de espinacas y páselos por la licuadora junto con las zanahorias y el apio.

Cóctel rico en calcio

3 hojas de berza
Un puñadito de perejil
4 o 5 zanahorias, sin hojas
1/2 manzana, sin pepitas

Comprima el perejil y la berza y páselos por la licuadora junto con las zanahorias y la manzana.

Cóctel supervegetal

Un puñadito de perejil
Un puñado de berros
4 zanahorias, sin hojas
3 tallos de apio
1/2 taza de hinojo picado
1/2 manzana, sin pepitas

Comprima el perejil y los berros y páselos por la licuadora junto con las zanahorias, el apio, el hinojo y la manzana.

Ginger Fizz

1 rodaja de raíz de jengibre de 1/2 cm aprox.
1 manzana, sin pepitas
Agua mineral con gas

Pase por la licuadora el jengibre con la manzana. Vierta el zumo en un vaso con hielo picado y termine de llenarlo con el agua mineral.

Batido de melón y fresas

2 rodajas de melón, con corteza
5 o 6 fresas

Pase el melón y las fresas por la licuadora.

Síndrome del túnel metacarpiano

El síndrome del túnel metacarpiano se define como una presión sobre el nervio mediano en el punto donde atraviesa el túnel metacarpiano de la muñeca. Se caracteriza por dolores, molestias y debilidad en los músculos del pulgar, así como por entumecimiento, hormigueo y ardores en los tres primeros dedos de la mano. Los síntomas se experimentan sobre todo por las noches. Este trastorno afecta sobre todo a las personas que realizan movimientos repetitivos con las manos, por ejemplo los empleados de oficinas y los carpinteros. Otras posibles causas incluyen heridas en la muñeca, inflamación, artritis reumática, hinchazón, algunas enfermedades sistémicas y deficiencia de nutrientes.

Recomendaciones generales

Es importante eliminar las causas de este trastorno, siempre que sea posible. Para algunos, esto implica cambiar de trabajo, si el actual requiere una utilización repetitiva de las manos. En otros casos puede ser necesario acudir a un médico e investigar las causas.

Se ha comprobado que la mayoría de los pacientes de túnel metacarpiano tienen bajos niveles de vitamina B_6. Varios estudios han demostrado que los complementos de vitamina B_6 (normalmente entre 5 y 100 miligramos diarios durante unos tres meses) hacen desaparecer los síntomas. Pero es necesario mantenerse bajo control médico si se toman complementos de esta vitamina durante períodos largos, debido a que puede producir trastornos en el sistema nervioso si se toman dosis de tan sólo 200 miligramos diarios durante más de tres años. El número de sustancias en nuestro entorno que bloquean la vitamina B_6 ha aumentado. Entre estas sustancias se encuentran determinados medicamentos, los colorantes amarillos y, si se consumen en exceso, las proteínas. Los medicamentos incluyen isoniacida, hidralacina, dopamina, penicilamina y anticonceptivos orales. (Véase **Inflamación** para información más detallada.)

Modificaciones en la dieta

*1. **Evite todos los colorantes amarillos.*** Lea las etiquetas de los productos.
*2. **Evite tomar proteínas en exceso.*** La dosis que recomendamos es de unos 45 gramos para mujeres y 55 para hombres; 30 gramos de carne, pollo o pescado equivalen a unos 7 gramos de proteínas. En la categoría de los almidones (que incluyen cereales, maíz, judías y patatas), una patata pequeña, medio cuenco de cereales o una rebanada de pan producen unos 3 gramos de proteínas. Como ejemplo de la rapidez con la que se acumulan, tenga en cuenta que un sándwich de atún tiene 20 gramos de proteínas (media lata de atún contiene 14 gramos; dos rebanadas de pan, 6 gramos). Con este sándwich ya ha consumido casi la mitad de las proteínas que necesita en un día. Nuestro consejo es que consuma más fuentes vegetales de proteínas, por ejemplo judías, lentejas y guisantes secos, más cereales integrales y más fruta, a la vez que reduce el consumo de proteínas animales.

Nutrientes beneficiosos

☐ **La vitamina B_6** es beneficiosa porque en casos de carencia ha sido asociada con el síndrome del túnel metacarpiano. Los complementos han proporcionado alivio a muchos pacientes en pocas semanas y alrededor del 85 % se ha recuperado totalmente en dos o tres meses. Otros se han beneficiado de los efectos del piridoxal-5 fosfato o de los suplementos de magnesio.
☐ **La bromelaína** tiene excelentes propiedades antiinflamatorias que reducen la hinchazón, los hematomas, el dolor y el tiempo de curación. Funciona mejor en combinación con la vitamina C.

☐ **El jengibre,** según algunos estudios, tiene propiedades antiinflamatorias.

Zumos beneficiosos

☐ Berza, espinaca, hojas de nabo y pimiento verde: fuentes de vitamina B_6.
☐ Piña: la única fuente de bromelaína.
☐ Berza, perejil, pimiento verde y bróculi: fuentes de vitamina C.
☐ Jengibre: tiene propiedades antiinflamatorias.

Recetas de zumos recomendadas Síndrome del túnel metacarpiano

Refresco de bromelaína

1/4 de piña, con corteza

Pase la piña por la licuadora.

Sorpresa verde

1 hoja grande de berza
2 o 3 manzanas verdes, sin pepitas
Corteza de lima para adornar

Comprima la hoja de berza y pásela por la licuadora junto con las manzanas. Adorne con la corteza de lima. La sorpresa consiste en que no notará el sabor de la berza.

Tónico especiado de Maureen

1/4 de piña, con corteza
1/2 manzana, sin pepitas
1 rodaja de raíz de jengibre de 1/2 cm aprox.

Pase la piña por la licuadora con la manzana y el jengibre.

Ensalada de hortalizas especial

3 ramitos de bróculi
1 diente de ajo
4 o 5 zanahorias, o 2 tomates
2 tallos de apio
1/2 pimiento verde

Pase el bróculi y el ajo por la licuadora con las zanahorias o los tomates. Añada a continuación el apio y el pimiento verde.

Ginger Fizz

1 rodaja de raíz de jengibre de 1/2 cm aprox.
1 manzana, sin pepitas
Agua mineral con gas

Pase por la licuadora el jengibre con la manzana. Vierta el zumo en un vaso con hielo picado y termine de llenarlo con el agua mineral.

Ginger Mix

1 rodaja de raíz de jengibre de 1/2 cm aprox.
4 o 5 zanahorias, sin hojas
1/2 manzana, sin pepitas

Pase por la licuadora el jengibre junto con la manzana y las zanahorias.

Síndrome premenstrual

El síndrome premenstrual es un estado caracterizado por un conjunto de síntomas recurrentes que se desarrollan entre siete y catorce días antes de la menstruación. Se han detectado más de 150 síntomas, que incluyen desde trastornos emocionales, como nerviosismo, cambios de humor y depresión, hasta problemas gastrointestinales, como hinchazón de estómago, compulsión de azúcar y estreñimiento. También son habituales los dolores de cabeza y de espalda, la retención de líquidos, la fatiga, los dolores en las articulaciones y las molestias e hinchazón en los senos. Este síndrome se produce por varios factores físicos, psíquicos y nutricionales. Una discusión a fondo sobre el tema queda fuera del alcance de este libro, por lo que, para más información, recomendamos consultar algún libro especializado.

Recomendaciones generales

En algunos casos, el ejercicio resulta muy beneficioso, ya que alivia los calambres y aminora la depresión. A veces el problema de fondo es la hipoglucemia. Si sospecha que éste puede ser su caso, consulte a su médico. (Véase **Hipoglucemia**.) En muchas ocasiones un cambio de dieta reduce la gravedad de los síntomas o los elimina completamente.

Modificaciones en la dieta

1. Siga la «Dieta para alteraciones del metabolismo de los azúcares» (p. 338). El riesgo de padecer síndrome premenstrual aumenta con una dieta inadecuada. Al someterse a regímenes de forma continua, se reducen los nutrientes que el cuerpo necesita para un buen funcionamiento del sistema reproductor.

2. Limite el consumo de hidratos de carbono refinados, como azúcar, miel y harina blanca. No se deben tomar zumos, excepto de piña (con efecto relajante para los músculos), de sandía y de uva (diuréticos naturales: reducen la retención de líquidos).

3. ***Restrinja el consumo de alcohol, tabaco y sal.*** El alcohol y el tabaco inhiben los factores que reducen la inflamación. La sal aumenta la retención de líquidos.

4. ***Limite la ingesta de metilxantinas, que se encuentran en el café, el té y el chocolate.*** Estas sustancias se han asociado con el fibrocistoma, una de las causas de los dolores en los senos.

5. ***Evite las bebidas que contengan cafeína, como café, té y refrescos de cola.*** En el caso de algunas mujeres, la cafeína puede producir molestias en los senos.

6. Véase también **Problemas menstruales** y **Retención de líquidos**.

Nutrientes beneficiosos

☐ **El beta-caroteno,** que el cuerpo transforma en vitamina A, es eficaz para la reducción de los síntomas del síndrome premenstrual si se toma durante la segunda mitad del ciclo menstrual.

☐ **El magnesio** es beneficioso, porque en casos de deficiencia puede producir síntomas de síndrome premenstrual en algunas mujeres.

☐ **La bromelaína,** según se cree, tiene efectos relajantes en la fibra muscular lisa.

☐ **La vitamina E** tiene propiedades curativas y puede reducir las molestias en los senos. Consulte a su médico sobre los complementos de esta vitamina.

☐ **La vitamina B_6 y la riboflavina** pueden reducir los síntomas del síndrome premenstrual. Se deben tomar juntas, ya que una deficiencia de riboflavina puede interferir en el consumo de vitamina B_6.

Zumos beneficiosos

□ Hojas de remolacha, acelga y col rizada: buenas fuentes de beta-caroteno.
□ Col rizada y perejil: fuentes de magnesio.
□ Piña: fuente de bromelaína.
□ Berza, hojas de nabo y pimiento rojo: fuentes de vitamina B_6.
□ Col rizada, berza y perejil: buenas fuentes de riboflavina.
□ Sandía, pepino, uva y lechuga: diuréticos naturales tradicionales.

Recetas de zumos recomendadas Síndrome premenstrual

Ensalada nutritiva

1 hoja de berza 1 hoja de nabo Un manojo de espinacas 2 tomates 1 tomatito	*Comprima las hojas y las espinacas y páselas por la licuadora junto con los tomates. Adorne con el tomatito.*

Refresco de bromelaína

1/4 de piña, con corteza	*Pase la piña por la licuadora.*

Té especiado de naranja

1 rodaja de raíz de jengibre de 1 cm aprox.
1 naranja pelada (sin quitar la parte blanca)
Agua
Canela en rama para adornar

Pase el jengibre y la naranja por la licuadora. Vierta 60 ml de zumo en una taza de té y termine de llenarla con agua hirviendo. Adorne con la canela en rama.

Tónico mineral

Un manojo de perejil
2 hojas de nabo
1 hoja de berza
4 o 5 zanahorias, sin hojas

Enrolle el perejil en las hojas de nabo y berza y páselos por la licuadora con las zanahorias.

Zumo de sandía

1 rodaja de sandía de unos 5 cm, con corteza
1 rodaja de naranja para adornar

Licúe la sandía. Vierta el zumo en un vaso y adorne con la rodaja de naranja.

Aperitivo de magnesio

1 diente de ajo
Un puñadito de perejil
4 o 5 zanahorias, sin hojas
2 tallos de apio
1 hojita de perejil para adornar

Envuelva el ajo con el perejil y páselos por la licuadora junto con las zanahorias y el apio. Vierta el zumo en un vaso y adorne con la hojita de perejil.

Batido de piña con proteínas

3 rodajas de piña, con corteza
125 ml de leche de soja
1 plátano maduro
2 o 3 cucharadas de proteínas en polvo
1 rodaja de piña para adornar

Vierta el zumo de la piña junto con la leche de soja, el plátano y las proteínas en polvo en la batidora y mézclelo hasta obtener una pasta fina. Viértalo en un vaso alto y adorne con la rodaja de piña.

Sobrepeso/Obesidad

La obesidad es un exceso de grasa en el cuerpo. Se considera obesa a cualquier persona cuyo peso esté un 20 % por encima del que le corresponde según su edad, complexión y altura. En este problema intervienen tres factores; la falta de ejercicio, una dieta inadecuada y los problemas emocionales son causas de obesidad. Para adelgazar de forma constante, las personas con sobrepeso deben tener en cuenta estos tres aspectos. Más que concentrarse en perder kilos, es necesario mejorar los hábitos alimentarios y mantenerse en forma. No todos estamos programados genéticamente para parecernos a Barbie o a Rambo. Para empezar, haga las paces con su tipo.

Recomendaciones generales

No gaste dinero en los programas de dietas que tanto se anuncian. Es preferible invertir en un profesional especializado en problemas de peso y hacerse socio de un club de salud que agrupe a personas que compartan su objetivo de adelgazar. Deje de contar calorías, y elimine las comidas basura de su dieta y el plomo de sus pies. Comience por caminar treinta minutos diarios.

Modificaciones en la dieta

1. Siga la «Dieta básica» (p. 335).
2. Una vez acostumbrado a las comidas saludables, comience un diario de alimentación. Anote en una libreta todo lo que come, cuándo, las cantidades (muy importante) y cómo se siente. Durante los tres primeros días, controle las cantidades de todo lo que se lleve a la boca para desarrollar el sentido de la proporción. Las personas con sobrepeso tienden a considerar las raciones menores de lo que son en realidad. Después de dos semanas, repase su diario y compruebe si existen momentos determinados, sentimientos o situaciones de estrés que tengan relación con un consumo excesivo de alimentos.
3. Comience a reducir las raciones de forma gradual. De este modo, junto con un programa de ejercicios, debería eliminar peso. No debe intentar perder más de entre medio kilo y un kilo por semana, ya que si se adelgaza mucho se produce además una pérdida de masa muscular.
4. Diluya los zumos de frutas para reducir calorías. Es preferible que nutra su cuerpo con zumos de verduras.

Recetas de zumos recomendadas Sobrepeso/Obesidad

Combinado antiestrés

1 hoja de berza
1 hoja de col rizada
Un puñadito de perejil
1 tallo de apio
1 zanahoria, sin hojas
1/2 pimiento rojo
1 tomate
1 ramito de bróculi
Tallo de apio para adornar

Comprima las hojas de berza y de col y el perejil y páselos por la licuadora junto con el apio y la zanahoria. A continuación añada el pimiento rojo, el tomate y el bróculi. Adorne con el tallo de apio.

Compota de manzana especial

1 manzana ácida, sin pepitas
Agua
Especias al gusto
Canela en rama para adornar

Vierta 60 ml de zumo de manzana y 125 ml de agua en un cazo pequeño y llévelo a ebullición. Sazónelo con las especias. Sírvalo en una taza de té. Adorne con la canela en rama.

Refresco bajo en calorías

1 manzana, sin pepitas
1/4 de lima
Agua mineral con gas

Licúe la manzana y la lima y vierta el zumo en un vaso alto, con hielo picado. Termine de llenarlo con el agua mineral.

Refresco de pepino

1 tomate
1 pepino
2 tallos de apio
1 hojita de perejil para adornar

Vierta el zumo del tomate en una bandeja para cubitos de hielo y métala en el congelador. Licúe el pepino y el apio. Vierta el zumo en un vaso alto, añada los cubitos de tomate y adorne con la hojita de perejil.

Cóctel depurativo de Cherie

1 rodaja de raíz de jengibre de 1/2 cm aprox.
1 remolacha
1/2 manzana, sin pepitas
4 zanahorias, sin hojas

Pase el jengibre, la remolacha y la manzana, junto con las zanahorias, por la licuadora.

Tónico mineral

Un manojo de perejil
2 hojas de nabo
1 hoja de berza
4 o 5 zanahorias, sin hojas

Enrolle el perejil en las hojas de nabo y berza y páselos por la licuadora con las zanahorias.

Sopa de hortalizas

2 o 3 dientes de ajo
1 hoja de berza
1 tomate grande
2 tallos de apio
1 hoja de col rizada, picada
1 cucharada de costrones

Envuelva el ajo con la hoja de berza y páselos por la licuadora junto con el tomate y el apio. Vierta el zumo en un cazo, añada la col rizada picada y caliéntelo a fuego lento. Adorne con los costrones.

Tensión alta

Véase Hipertensión.

Tinnitus

Cuando se padece este trastorno se oyen zumbidos y sonidos tintineantes en ambos oídos o sólo en uno de ellos. En muchos casos estos sonidos extraños tienen su origen en los mecanismos de la cabeza. Por ejemplo, el síndrome de la articulación temporomandibular (ATM) –trastorno que incluye dolor facial y un mal funcionamiento de la mandíbula inferior– puede producir ruidos al mover la mandíbula. Estos sonidos también pueden estar causados por movimiento alterado de la sangre, tejidos inflamados, exposición a toxinas medioambientales y consumo de algunos medicamentos. El tratamiento consiste en corregir los problemas fisiológicos o mecánicos subyacentes, subsanar las deficiencias nutricionales y eliminar las toxinas perjudiciales.

Recomendaciones generales

Algunos medicamentos, y en especial la aspirina, pueden producir tinnitus. Compruebe con su médico o farmacéutico si los medicamentos que toma pueden causarle este trastorno, y averigüe si puede sustituirlos por otros. La contaminación en su área de trabajo también puede provocar este problema; se puede solucionar trasladándose a un entorno más limpio y menos tóxico. Si cree que tiene ATM, consulte a su dentista. Y si sospecha que la causa es una inflamación de tejidos, consulte a su médico. (Véase también **Inflamación**.)

Modificaciones en la dieta

1. Comience su programa de nutrición con una dieta depurativa (p. 349) para desintoxicar el organismo.

2. Tras completar la dieta depurativa, siga la «Dieta básica» (p. 335). De este modo se reduce el nivel de grasas y de colesterol, con lo que aumenta el flujo sanguíneo y se irriga mejor el área auditiva.

3. Coma pescados grasos, como caballa y salmón, tres o cuatro veces por semana. Contienen ácidos grasos omega-3, que mejoran el flujo sanguíneo en el oído interno.
4. Elimine cualquier anemia que pueda existir. La insuficiencia de hierro y las anemias pueden ser causas de ruidos procedentes de la vena yugular. (Véase **Anemia**.)
5. Limite el consumo de azúcares simples, incluso los que se encuentran en los zumos de fruta. La hipoglucemia, enfermedad que empeora con el consumo de azúcar, puede producir acúfenos y pérdida de la audición. (Véase **Hipoglucemia** para mayor información sobre este trastorno.)

Nutrientes beneficiosos

☐ **El hierro, la vitamina B_{12} y el ácido fólico** corrigen las anemias. La B_{12} debe tomarse como complemento, ya que no puede obtenerse de las frutas y verduras.
☐ **El cromo** ayuda a eliminar la hipoglucemia, pues regula el metabolismo de la glucosa. La levadura de cerveza es una fuente excelente de este nutriente.
☐ **El manganeso y la colina** son beneficiosos, porque en casos de deficiencia están asociados a este trastorno auditivo.

Zumos beneficiosos

☐ Remolacha: eficaz desintoxicante.
☐ Berza y perejil: fuentes de hierro.
☐ Espinaca, berza, hojas de remolacha y pimiento morrón: fuentes de ácido fólico.
☐ Pimiento verde y manzana: fuentes de cromo.
☐ Espinaca y hojas de nabo y de remolacha: fuentes de manganeso.
☐ Judías verdes: fuente de colina.

Recetas de zumos recomendadas
Tinnitus

Batido de manzana

1/2 naranja, pelada (sin quitar la parte blanca)
2 manzanas verdes, sin pepitas
1 plátano maduro
1 cucharada de levadura de cerveza
Un gajo de naranja para adornar

Licúe la naranja y la manzana. Vierta el zumo, junto con el plátano y la levadura de cerveza, en la batidora y mézclelo hasta obtener una pasta fina. Adorne con el gajo de naranja.

Purificante para el cuerpo

1/2 pepino
1 remolacha
1/2 manzana, sin pepitas
4 zanahorias, sin las hojas

Pase el pepino, la remolacha y la manzana por la licuadora con las zanahorias.

Cóctel depurativo de Cherie

1 rodaja de raíz de jengibre de 1/2 cm aprox.
1 remolacha
1/2 manzana, sin pepitas
4 zanahorias, sin hojas

Pase el jengibre, la remolacha y la manzana, junto con las zanahorias, por la licuadora.

Tónico mineral

Un manojo de perejil
2 hojas de nabo
1 hoja de berza
4 o 5 zanahorias, sin hojas

Enrolle el perejil en las hojas de nabo y berza y páselos por la licuadora con las zanahorias.

Ensalada Waldorf

1 manzana verde, sin pepitas
1 tallo de apio

Pase el apio y la manzana por la licuadora.

Trastornos alimentarios

Véase Delgadez y Sobrepeso/Obesidad.

Trastornos de la piel

Véase Acné, Eccema, Manchas de vejez y Psoriasis.

Trombosis

La trombosis consiste en la formación de un coágulo de sangre en un vaso sanguíneo. Este coágulo puede ser el resultado de la formación, en las paredes de los vasos sanguíneos, de una masa que contiene colesterol, llamada placa ateromatosa: presenta una superficie áspera a la que se adhieren las plaquetas, formando coágulos. Conocido como trombo, este coágulo daña los tejidos, ya que suprime la afluencia de sangre. Si el trombo se desplaza y va a los vasos sanguíneos más pequeños, pasa a llamarse émbolo, y es capaz de bloquear la circulación en los órganos vitales. Los coágulos son causa de infarto de miocardio (ataque al corazón), embolia pulmonar (asentamiento de un coágulo sanguíneo en los pulmones) y tromboflebitis (inflamación de una vena, acompañada a menudo por la formación de un coágulo).

Incluso en un cuerpo sano, aparecen ocasionalmente partes ásperas en las paredes de los vasos sanguíneos. Se cree que la coagulación de la sangre se produce de forma constante en el interior del cuerpo. Este proceso es controlado de modo continuo por los mecanismos preventivos y disolventes a través de unas sustancias conocidas como anticoagulantes. De este modo, se impide que la proteína protrombina del plasma sanguíneo se convierta en trombina, una enzima esencial para la formación de coágulos.

Recomendaciones generales

Si tiene un coágulo, es necesario que se someta a cuidados médicos. Además, debe seguir las recomendaciones de dieta que se ofrecen a continuación para evitar la formación de nuevos coágulos. Como para cualquier otra enfermedad, la prevención es la mejor cura.

Modificaciones en la dieta

1. Siga la «Dieta básica» (p. 335).

2. Evite las grasas saturadas. Tienen una relación directa con la actividad coaguladora de las plaquetas y su respuesta a la trombina, la sustancia que forma los coágulos. Las grasas incrementan el nivel de fibrinógeno, que favorece la formación de coágulos. Las grasas saturadas se encuentran en los productos animales, como carnes rojas y productos lácteos, y en algunas grasas vegetales, por ejemplo en el aceite de coco. Evite la margarina. Le sugerimos que utilice «mantequilla sana»: mezcle en la batidora medio kilo de mantequilla con una taza de aceite vegetal prensado en frío o de primera presión, como el de cártamo o el de girasol, y métala en el refrigerador.

3. Evite el azúcar. Utilice sólo endulzantes naturales, como miel, azúcar puro de arce o concentrados de zumos de fruta; estas sustancias deben constituir, como máximo, el 10 % de su dieta. El azúcar está asociado a un aumento de agregación plaquetaria.

4. Consuma abundantes cantidades de alimentos con propiedades anticoagulantes, como chile, ajo, cebolla, berenjena, aceite de oliva, raíz de jengibre, melón y piña. Los pescados grasos de aguas frías y los aceites de pescado y de linaza (compre sólo aceites envasados en botellas opacas y refrigerados) son buenas fuentes de ácidos grasos omega-3, además de eficaces anticoagulantes.

5. Incluya en su dieta ácidos grasos omega-6; tome aceite de onagra, una de las mejores fuentes de ácido gamalinoleico, el más activo de los ácidos grasos omega-6. Se ha comprobado que estos ácidos reducen la formación de coágulos sanguíneos.

Nutrientes beneficiosos

☐ **La vitamina B_6** puede impedir la agregación plaquetaria y retardar la coagulación.
☐ **La vitamina C** puede reducir la agregación plaquetaria.
☐ **La vitamina E** puede impedir la agregación plaquetaria.
☐ **El calcio** puede impedir la agregación plaquetaria.
☐ **El magnesio** puede impedir la agregación plaquetaria.
☐ **El selenio** puede reducir la agregación plaquetaria.
☐ **La bromelaína,** al parecer, impide la agregación plaquetaria.

Zumos beneficiosos

☐ Berza, espinaca, hojas de nabo y pimiento verde: fuentes de vitamina B_6.
☐ Berza, perejil, pimiento verde y espinaca: fuentes de vitamina C.
☐ Espinaca, espárrago y zanahoria: fuentes de vitamina E.

- ☐ Berza, perejil, berro y hojas de remolacha: fuentes de calcio.
- ☐ Hojas de remolacha, espinaca, perejil y ajo: fuentes de magnesio.
- ☐ Nabo, ajo y naranja: fuentes de selenio.
- ☐ Piña: única fuente de bromelaína.

Recetas de zumos recomendadas
Trombosis

Refresco de bromelaína

1/4 de piña, con corteza	*Pase la piña por la licuadora.*

Batido tropical

1/2 naranja, pelada (sin quitar la parte blanca) 1/2 papaya, pelada 1 plátano Corteza de naranja para adornar	*Pase la naranja por la licuadora con la papaya. Vierta el zumo, junto con el plátano, en la batidora y mézclelo hasta conseguir una pasta fina. Adorne con la corteza de naranja.*

Batido de melón

2 rodajas de melón, con corteza	*Corte el melón a trocitos y páselo por la licuadora.*

Ensalada de hortalizas especial

3 ramitos de bróculi
1 diente de ajo
4 o 5 zanahorias,
o 2 tomates
2 tallos de apio
1/2 pimiento verde

Pase el bróculi y el ajo por la licuadora con las zanahorias o los tomates. Añada a continuación el apio y el pimiento verde.

Tónico primaveral

Un manojo de perejil
4 zanahorias, sin hojas
1 diente de ajo
2 tallos de apio

Comprima el perejil y páselo por la licuadora con las zanahorias, el ajo y el apio.

Cóctel rico en calcio

3 hojas de berza
Un puñadito de perejil
4 o 5 zanahorias, sin hojas
1/2 manzana, sin pepitas

Comprima el perejil y la berza y páselos por la licuadora junto con las zanahorias y la manzana.

Ginger Mix

1 rodaja de raíz de jengibre de 1/2 cm aprox.
4 o 5 zanahorias, sin hojas
1/2 manzana, sin pepitas

Pase por la licuadora el jengibre junto con la manzana y las zanahorias.

Úlceras

Una úlcera péptica es una erosión producida por secreciones estomacales que contienen pepsina, una enzima que acelera la desintegración de las proteínas, además de jugos gástricos, compuestos en su mayor parte por ácido clorhídrico. Las úlceras aparecen con frecuencia en la mucosa del estómago o al comienzo del duodeno. En condiciones normales el estómago es capaz de protegerse de sus propias secreciones pero, cuando una zona de la mucosa está dañada, los ácidos y las enzimas digieren los tejidos como si se tratara de un trozo de carne, y producen una depresión o agujero en el estómago o en la pared duodenal. Esta lesión puede proceder de una infección producida por la bacteria *Helicobacter pylori,* o del consumo de ciertas sustancias, como el alcohol, o ciertos fármacos antiinflamatorios no esteroides, por ejemplo la aspirina. Recuerde que la terapia a base de zumos ayuda a curar las úlceras, pero no evita que se sufra este trastorno. Sólo si se identifica y elimina la causa de la úlcera se puede producir una curación definitiva.

Recomendaciones generales

En contra de lo que se suele creer, el estrés no produce úlceras, aunque puede agravarlas. Si tiene tendencia a acumular las frustraciones de la vida diaria en el estómago, las técnicas para reducir el estrés pueden hacer que se sienta mejor, además de curar las úlceras con mayor rapidez. Si su médico le recomienda antiácidos, no olvide seguir las instrucciones que acompañan al producto. Estos fármacos, utilizados de forma incorrecta, pueden producir piedras en el riñón y muchos otros problemas.

Modificaciones en la dieta

1. Siga la «Dieta básica» (p. 335), eliminando cualquier alimento que le produzca molestias. Antes, se recomendaba seguir una dieta blanda alta en leche. Hoy en día se sabe que estas dietas no son eficaces para eliminar las úlceras y que, de hecho, la leche empeora este trastorno.

2. ***Siga una dieta alta en fibra.*** Sustituya los productos elaborados con harina blanca por cereales integrales, y coma abundantes cantidades de frutas y verduras frescas. Con ello prevendrá las úlceras recurrentes.

3. ***Evite el café.*** En un estudio reciente se ha comprobado que tanto el café normal como el descafeinado pueden producir síntomas similares a los de las úlceras.

4. ***Si tiene que tomar antiinflamatorios no esteroides para la artritis u otro tipo de inflamación, procure consumir de forma habitual bebidas a base de jengibre.*** La raíz de jengibre ayuda a proteger la mucosa del estómago del daño que puedan causar estos medicamentos.

5. ***Tome zumo de col, el más famoso de los remedios naturales para la úlcera.*** Este zumo produce alivio a algunas personas, pero a otras les causa irritación. Si nota alguna molestia, comience tomando una taza diaria, y vaya aumentando la cantidad hasta llegar a un litro. La col verde es más eficaz que la lombarda, y tiene un sabor más suave.

Según el doctor Garnett Cheney, para hacer zumos se debe utilizar sólo col fresca, porque los largos períodos de transporte, sobre todo sin refrigeración, pueden destruir el factor curativo de esta verdura. Se debe tomar un litro de este zumo diario hasta que la úlcera cicatrice, en cuatro o cinco raciones de entre 18 y 24 cl. Lo más conveniente es que se consuma cinco veces al día: a media mañana, con galletas tipo *cracker*; en la comida; a media tarde, con galletas; en la cena; y antes de acostarse, de nuevo con galletas. Este zumo no se debe tomar con el estómago vacío.

Para que tenga un sabor más agradable, puede añadir zumo de apio, que también contiene el factor curativo. El zumo de piña también es adecuado como saborizante.

El zumo de col no se debe calentar nunca, porque el calor destruye el factor curativo. Sin embargo, el congelado, mantenido a 0 °C, conserva sus propiedades antipépticas durante al menos tres semanas.

Se recomienda preparar este zumo dos o tres veces diarias

y meterlo en el frigorífico. No se debe guardar de un día para otro, por el fuerte olor que emana y por el sabor que adquiere al cabo de unas horas. Lo mejor es tomarlo recién hecho. (Véase la receta «Bebida antiúlcera del doctor Cheney», en la página 323.)

6. Compruebe si es alérgico a algún alimento. Varios estudios sugieren que las úlceras crónicas pueden estar causadas por una reacción alérgica. Pruebe la «Dieta de eliminación» (p. 346).

7. Coma más plátanos. En algunos estudios realizados con animales se ha comprobado que los plátanos pueden proteger la mucosa del estómago de los ácidos.

8. Incluya en su dieta yogures enteros. Existen pruebas de que el yogur no desnatado protege el estómago de los agentes irritantes como el humo del tabaco y el alcohol.

Nutrientes beneficiosos

☐ **El beta-caroteno** es un nutriente con propiedades cicatrizantes.

☐ **La vitamina E y el cinc** tienen propiedades cicatrizantes. Consulte a su médico para que le proporcione complementos de estos nutrientes en dosis terapéuticas.

☐ **La vitamina C** es beneficiosa, porque en casos de deficiencia está asociada a las úlceras de estómago.

Zumos beneficiosos

☐ Melón, espinaca y zanahoria: fuentes de beta-caroteno.

☐ Berza, pimiento rojo y col rizada: fuentes de vitamina C.

☐ Col y apio: fuentes del factor curativo de las úlceras.

☐ Raíz de jengibre: puede proteger la mucosa del estómago de las lesiones causadas por los medicamentos.

Recetas de zumos recomendadas
Úlceras

Bebida antiúlcera del doctor Cheney

1/2 col
1 tallo de apio
1/2 manzana, sin pepitas

Licúe las verduras y la manzana. Tómelo dos o tres veces diarias hasta que se cure la úlcera.

Batido tropical

1/2 naranja, pelada (sin quitar la parte blanca)
1/2 papaya, pelada
1 plátano
Corteza de naranja para adornar

Pase la naranja por la licuadora con la papaya. Vierta el zumo, junto con el plátano, en la batidora y mézclelo hasta conseguir una pasta fina. Adorne con la corteza de naranja.

Batido de melón especiado

1 rodaja de raíz de jengibre de 1/2 cm aprox.
2 rodajas de melón, con corteza

Pase el jengibre junto con el melón por la licuadora.

Té de jengibre

1 rodaja de raíz de jengibre de unos 5 cm
1/4 de limón
1/2 litro de agua
Canela en rama, en trozos
4 o 5 clavos
Una pizca de nuez moscada o cardamomo

Vierta en un cazo el zumo obtenido del limón y el jengibre y añada el agua, la canela y los clavos. Deje cocer a fuego lento. Añada la nuez moscada o el cardamomo.

Crema curativa

1 kiwi en su punto, pelado
1 rodaja de melón, con corteza
1 plátano maduro

Pase el kiwi y el melón por la licuadora. Vierta el zumo, junto con el plátano, en la batidora y mézclelo hasta conseguir una pasta fina. Esta bebida cura y protege la mucosa del estómago.

Tónico mineral

Un manojo de perejil
2 hojas de nabo
1 hoja de berza
4 o 5 zanahorias, sin hojas

Enrolle el perejil en las hojas de nabo y berza y páselos por la licuadora con las zanahorias.

Crema de cerezas agridulce

1 cuenco de cerezas, deshuesadas
125 g de yogur desnatado

Vierta el zumo de las cerezas, junto con el yogur, en la batidora y mézclelo hasta obtener una crema fina.

Vaginitis

Véase Candidiasis.

Varices

Las varices son venas dilatadas, distendidas y, en algunos casos, retorcidas. Con frecuencia, este problema se debe a un mal funcionamiento de las válvulas internas de las venas. Cuando esto ocurre, la sangre se estanca y se acumula en las venas, estirándolas, y de este modo se forman las varices. Este trastorno se manifiesta sobre todo en las venas superficiales de las piernas, justo debajo de la piel; debido a que se lesionan con facilidad, estas venas pueden inundar los tejidos circundantes y causar coágulos de sangre, hinchazón y úlceras en la parte baja de las piernas. Los síntomas más frecuentes son dolores sordos y continuos y sensación de pesadez en las piernas.

Las hemorroides son varices que se forman en el ano o en el recto. Entre los síntomas de este trastorno se encuentran picor y dolor rectal y sangre en las heces. Las hemorroides se producen normalmente por estreñimiento y una dieta inadecuada.

Recomendaciones generales

Para reducir la presión en las válvulas de las venas de las piernas, evite permanecer de pie demasiado tiempo. Si su trabajo le produce tensión en las piernas, o si está embarazada, utilice medias de descanso. Haga ejercicio con regularidad y, si es necesario, adelgace. En caso de hemorroides, los cambios de dieta pueden ser la mejor forma de combatirlas.

Modificaciones en la dieta

1. ***Siga la «Dieta básica»*** ***(p. 335).***
2. ***Adopte una dieta rica en fibra.*** Se dice que es beneficiosa, porque implica un menor esfuerzo para mover el vientre.
3. ***Consuma más jengibre, ajo y cebolla.*** Estos alimentos ayudan a desintegrar la fibrina que rodea las varices, capacidad disminuida en las personas que sufren este trastorno.

Nutrientes beneficiosos

☐ **La bromelaína** ayuda a activar un factor que estimula la desintegración de la fibrina. Además, previene la formación de coágulos de sangre.

☐ **Las antocianinas y las proantocianidinas** son pigmentos que se encuentran en las bayas de color oscuro. Estas sustancias contribuyen a fortalecer la pared venosa e incrementan el tono muscular de las venas.

☐ **El beta-caroteno** es un nutriente cicatrizante.

☐ **La vitamina E y el cinc** tienen un efecto cicatrizante. Consulte a su médico para que le proporcione complementos de estos nutrientes en dosis terapéuticas.

Zumos beneficiosos

☐ Piña: fuente de bromelaína.

☐ Cereza, arándano y zarzamora: fuentes de antocianinas y proantocianidinas.

☐ Berza, perejil y col rizada: excelentes fuentes de beta-caroteno.

☐ Ajo y cebolla: fuentes del factor anticoagulante.

□ Jengibre: tiene propiedades antiinflamatorias y anticoagulantes.
□ Melón: fuente de beta-caroteno y del factor anticoagulante.

Recetas de zumos recomendadas
Varices

Combinado de ajo

Un manojo de perejil
1 diente de ajo
4 o 5 zanahorias, sin hojas
2 tallos de apio

Comprima el perejil y páselo por la licuadora con el ajo, las zanahorias y el apio.

Combinado de cerezas

1 cuenco de cerezas, deshuesadas
1/4 de lima
Un racimo mediano de uvas blancas
Una corteza de lima para adornar

Licúe las cerezas, la lima y las uvas. Vierta el zumo en un vaso alto con hielo picado. Adorne con la corteza de lima.

Batido de melón

2 rodajas de melón, con corteza

Corte el melón a trocitos y páselo por la licuadora.

Refresco de calcio

3 hojas de berza
Un manojito de perejil
4 o 5 zanahorias, sin hojas

Comprima las hojas de berza y el perejil y páselos por la licuadora con las zanahorias.

Tónico especiado de Maureen

1/4 de piña, con corteza
1/2 manzana, sin pepitas
1 rodaja de raíz de jengibre de 1/2 cm aprox.

Pase la piña por la licuadora con la manzana y el jengibre.

Crema curativa

1 kiwi en su punto, pelado
1 rodaja de melón, con corteza
1 plátano maduro

Pase el kiwi y el melón por la licuadora. Vierta el zumo, junto con el plátano, en la batidora y mézclelo hasta conseguir una pasta fina. Esta bebida cura y protege los tejidos del estómago.

Ensalada nutritiva

1 hoja de berza
1 hoja de nabo
Un manojo de espinacas
2 tomates
1 tomatito

Comprima las hojas y las espinacas y páselas por la licuadora junto con los tomates. Adorne con el tomatito.

Virus de Epstein-Barr

Véase Síndrome de fatiga crónica.

TERCERA PARTE

Planes de dietas

Cuando nos encontramos enfermos la alimentación tiene una influencia decisiva, ya que puede favorecer o impedir el restablecimiento. De igual modo, cuando estamos bien, la dieta permite que nuestro cuerpo se mantenga fuerte o, por el contrario, nos hace más propensos a las infecciones o a otro tipo de trastornos. Algunas de las dietas que se incluyen en esta parte son adecuadas para uso cotidiano. Anote en los espacios en blanco que encontrará en cada una de ellas los zumos recomendados en la segunda parte de este libro: obtendrá un plan de dieta personalizado que le ayudará a mantener la salud y a recuperarse de las enfermedades. Otra serie de dietas, como el «Ayuno con zumos» (p. 350) y la «Dieta de eliminación» (p. 346), se deben seguir durante períodos de tiempo cortos. Estas dietas son eficaces para eliminar las toxinas del organismo, identificar los alimentos que producen alergias, adelgazar, y reforzar el sistema inmunológico en caso de enfermedad.

Recuerde que estas dietas deben utilizarse como complemento a las indicaciones de su médico; en ningún caso deben sustituir un consejo o ayuda médica. Consulte siempre a su médico antes de comenzar un plan de dieta.

Dietas de uso cotidiano

Dieta básica

Esta dieta se puede seguir tanto en caso de enfermedad como de buena salud. Además, permite confeccionar planes de dieta que se ajusten a las necesidades de cada persona. Para ello se deben anotar los zumos recomendados en la segunda parte del libro en los espacios en blanco que aparecen en esta sección. Cuando aparezcan dos cantidades referidas a un alimento o grupo de alimentos, la cifra menor corresponde a la ración adecuada para las mujeres, y la mayor, a la indicada para los hombres. Si comienza a perder peso, tome más raciones o incremente su cantidad.

Menú recomendado

Desayuno
Zumo: ____________________
Cereales con leche
desnatada, caliente
1 pieza de fruta
Tostada de pan integral
Té

A media mañana
Zumo: ____________________
Mantequilla de frutos secos
con galletas integrales

Comida
Zumo: ____________________
Ensalada de verduras
Sopa de guisantes
o de legumbres
1 sándwich

Merienda
Zumo: ____________________
Cuartos de manzana

Cena
Zumo: ____________________
Ensalada de verduras
Salteado de verduras con carne, ave o marisco
1 patata asada
1 bollo de pan integral

Después de la cena
Zumo: ____________________
Yogur

Sugerencias de dieta

A continuación se detallan los grupos de alimentos que componen la «Dieta básica». Para cada uno de ellos –por ejemplo cereales, granos, pan y patatas– se especifican los alimentos adecuados y los que se deben evitar mientras se siga esta dieta.

☐ **Cereales, granos, pan y patatas** (2-5 raciones por comida)
Alimentos adecuados: Todo tipo de cereales integrales, como trigo, mijo, centeno, maíz, trigo sarraceno y arroz. Salvado y germen de trigo. Patatas asadas o cocidas. Galletas de cereales integrales (tipo *cracker*) con poca grasa. Pasta de trigo integral. Palomitas de maíz.
Alimentos inadecuados: Pan y galletas elaborados con harina blanca. Cereales azucarados o refinados. Patatas fritas y cortezas de maíz. Palomitas de maíz con azúcar. Bollería y pasteles. Pasta elaborada con harina blanca.

☐ **Legumbres** (3-5 cuencos por semana; para los vegetarianos estrictos, 2-3 cuencos diarios)
Alimentos adecuados: Todo tipo de legumbres (por ejemplo, lentejas y alubias rojas y pintas, refritas). Brotes. Los derivados de la soja (como el tofu y la leche de soja).
Alimentos inadecuados: El refrito de judías con manteca de cerdo añadida de los restaurantes de comida rápida. Cerciórese antes de pedir.

☐ **Frutos secos y semillas** (1-2 raciones por semana)
Alimentos adecuados: Todo tipo de frutos secos, semillas y mantequillas de frutos secos.
Alimentos inadecuados: Mantequilla de cacahuete con aceite y azúcar. Frutos secos salados o fritos.

☐ **Verduras** (4-8 raciones diarias)
Una ración equivale a media taza de verduras o 200 ml de zumo. Se deben tomar un mínimo de 8 vasos de líquido diarios.
Alimentos adecuados: Todo tipo de verduras frescas, crudas o poco hechas. Zumos de verduras frescas.
Alimentos inadecuados: Verduras enlatadas. Zumos de verduras envasados. Verduras fritas.

☐ **Fruta** (3-5 raciones o piezas por día)
Una ración equivale a media taza de fruta o 200 ml de zumo. Se deben tomar un mínimo de 8 vasos de líquido diarios.
Alimentos adecuados: Todo tipo de frutas frescas y enteras, ya sea crudas o cocinadas. Zumos de fruta fresca.
Alimentos inadecuados: Frutas en conserva azucaradas. Zumos congelados o envasados.

☐ **Productos lácteos** (la cantidad que desee)
Alimentos adecuados: Productos lácteos con poca grasa, leche desnatada y yogures desnatados.
Alimentos inadecuados: Leche entera, yogur azucarado y helados.

☐ **Carnes** (100 g diarios, una o dos veces por semana), **aves** (100-125 g diarios) **o marisco** (200 g diarios)
Alimentos adecuados: carnes magras. Aves sin piel (preferentemente pechuga). Todo tipo de pescados y mariscos.
Alimentos inadecuados: carnes envasadas, embutidos, charcutería y vísceras. Carnes grasas. Pollo frito. La piel de las aves. Mariscos fritos.

☐ **Queso** (25-50 g diarios como máximo)
Alimentos adecuados: Queso semidesnatado o desnatado y requesón semidesnatado.

Alimentos inadecuados: Todos los quesos y requesones elaborados con leche entera.

☐ **Grasas** (4-7 cucharadas pequeñas al día)
Alimentos adecuados: Aceites de cártamo, oliva y linaza prensados en frío. Aliños y mayonesas que contengan estos aceites.
Alimentos inadecuados: Margarina, grasas animales y aceites tropicales.

☐ **Varios**
Alimentos adecuados: Infusiones, agua, té negro o verde (sin cafeína). Ajo, jengibre y pimienta. Todos los derivados de la soja, como leche de soja, tofu, tempeh y salsa de soja. Mermeladas y jaleas con bajo contenido de azúcar, en pequeñas cantidades.
Alimentos inadecuados: Café, refrescos, bebidas de frutas, dulces y sal.

Dieta para alteraciones del metabolismo de los azúcares

Es una variante de la «Dieta básica» baja en azúcares simples y rica en hidratos de carbono complejos. Esta dieta permite que la liberación de azúcar en el flujo sanguíneo sea más lenta, con lo que se estabilizan los niveles de glucosa y el nivel de grasas disminuye, de vital importancia para diabéticos e hipoglucémicos. Si sigue esta dieta, nunca debe beber zumos de fruta sin diluir o con el estómago vacío, ya que podrían producir un aumento repentino del nivel de azúcar en la sangre.

Atención: Si es usted diabético y toma insulina, debe consultar a su médico antes de realizar modificaciones en la dieta. El menú que se detalla a continuación se debe considerar a modo de sugerencia, y en ningún caso debe sustituir la dieta prescrita por su médico.

Menú recomendado

Desayuno
Zumo: ____________________
Cereales ricos en fibra con leche desnatada, fría
Tostada integral con 2 cucharadas de «mantequilla sana» (véase p. 67)
Infusión

A media mañana
Zumo: ____________________
Galletas integrales tipo *cracker*

Comida
Zumo: ____________________
Pan de trigo integral untado con una pasta a base de garbanzos, ajo y tamari, y espolvoreado con brotes
Ensalada mixta con 1 cucharada de aderezo

Merienda
Zumo: ____________________
Yogur desnatado

Cena
Zumo: ____________________
Pasta con salsa de almejas
Verduras al vapor
1 bollo integral con una cucharada de «mantequilla sana»
Ensalada de hortalizas sin grasa

Después de la cena
Zumo: ____________________
3 cuencos pequeños de palomitas de maíz

Sugerencias de dieta

A continuación se detallan los grupos de alimentos que componen la «Dieta para alteraciones del metabolismo de los azúcares». Para cada uno de ellos –por ejemplo cereales, granos, pan y patatas– se especifican los alimentos adecuados y los que se deben evitar mientras se siga esta dieta.

☐ **Cereales, granos, pan y patatas** (3-6 raciones por comida)
Alimentos adecuados: Todo tipo de cereales integrales, como trigo, mijo, centeno, maíz, trigo sarraceno y arroz. Salvado y germen de trigo. Patatas asadas o cocidas. Galletas de cereales integrales (tipo *cracker*) con poca grasa. Pasta de trigo integral. Palomitas de maíz.
Alimentos inadecuados: Pan y galletas elaborados con harina blanca. Cereales azucarados o refinados. Patatas fritas y cortezas de maíz. Palomitas de maíz con azúcar. Bollería y pasteles. Pasta elaborada con harina refinada.

☐ **Legumbres** (5-7 cuencos por semana; para los vegetarianos estrictos, 2-3 cuencos diarios)
Alimentos adecuados: Todo tipo de legumbres (por ejemplo, lentejas y alubias rojas y pintas, refritas). Brotes. Los derivados de la soja (como tofu, leche de soja y tempeh).
Alimentos inadecuados: El refrito de judías con manteca de cerdo añadida de los restaurantes de comida rápida. Cerciórese antes de pedir.

☐ **Frutos secos y semillas** (1-2 raciones por semana)
Alimentos adecuados: Todo tipo de frutos secos, semillas y mantequillas de frutos secos.
Alimentos inadecuados: Mantequilla de cacahuete con aceite y azúcar. Frutos secos salados o fritos.

☐ **Verduras** (5-9 raciones diarias)
Una ración equivale a media taza de verduras o 200 ml de zumo. Se deben tomar un mínimo de ocho vasos de líquido diarios.
Alimentos adecuados: Todo tipo de verduras frescas, crudas o poco hechas. Zumos de verduras frescas. Con las comidas beba sólo zumo de zanahoria.
Alimentos inadecuados: Verduras enlatadas. Zumos de verduras envasados. Verduras fritas.

☐ **Fruta** (1-3 raciones o piezas por semana)
Una ración equivale a media taza de fruta o 200 ml de zumo. Se deben tomar un mínimo de ocho vasos de líquido diarios.

Alimentos adecuados: Todo tipo de frutas frescas y enteras, ya sea crudas o cocinadas. Tome zumos de fruta fresca diluidos con agua en las comidas.
Alimentos inadecuados: Frutas en conserva azucaradas. Zumos congelados o envasados. Sorbetes, mermeladas, jaleas, miel y azúcar refinado. Alimentos que contengan azúcar.

☐ **Productos lácteos** (la cantidad que desee)
Alimentos adecuados: Productos lácteos con poca grasa, leche desnatada y yogures desnatados.
Alimentos inadecuados: Leche entera, yogur azucarado y helados.

☐ **Carnes** (100 g diarios, una o dos veces por semana), **aves** (100-125 g diarios) **o marisco** (200 g diarios)
Alimentos adecuados: Carnes sin grasa. Aves sin piel (preferentemente pechuga). Todo tipo de pescados y mariscos.
Alimentos inadecuados: Carnes envasadas, embutidos, charcutería y vísceras. Carnes grasas. Pollo frito. La piel de las aves. Mariscos fritos.

☐ **Queso** (25-50 g diarios como máximo)
Alimentos adecuados: Queso semidesnatado o desnatado y requesón semidesnatado.
Alimentos inadecuados: Todos los quesos y requesones elaborados con leche entera.

☐ **Grasas** (4-7 cucharadas pequeñas al día)
Alimentos adecuados: Aceites de cártamo y linaza prensados en frío. Aliños y mayonesas que contengan estos aceites.
Alimentos inadecuados: Margarina, grasas animales y aceites tropicales.

☐ **Varios**
Alimentos adecuados: Infusiones, agua, té negro o verde (sin cafeína). Ajo, jengibre y pimienta. Todos los derivados de la soja, como leche de soja, tofu y tempeh.
Alimentos inadecuados: Café, refrescos, bebidas de frutas y dulces.

Dietas especiales

Dieta de reforzamiento del sistema inmunológico

Esta dieta es adecuada para los casos en que el sistema inmunológico esté debilitado. Si le cuesta comer alimentos sólidos, tome zumos ricos en proteínas para recuperar las que haya podido perder durante la enfermedad. Se deben tomar al menos ocho vasos de líquido al día, por ejemplo agua, zumos o caldos. Todos los tipos de azúcares pueden deprimir el sistema inmunológico, por lo que deberá eliminar los dulces de su dieta.

Menú recomendado

Desayuno
Zumo: ____________________
1/2 ración de frutas, crudas o cocinadas, sin endulzar
Cereales integrales con leche desnatada, fría o caliente
Tostada integral
Té verde

A media mañana
Zumo: ____________________
Galletas integrales (tipo *cracker*) con poca grasa

Comida
Zumo: ____________________
Ensalada de verduras
de hoja verde con aderezo
de ajo
Caldo o sopa
Sándwich
Infusión

Merienda
Zumo: ____________________
Yogur

Cena
Zumo: ____________________
Pescado de aguas frías,
hervido o a la plancha
Verduras al vapor
Arroz integral

Después de la cena
Zumo: ____________________

Sugerencias de dieta

A continuación se detallan los grupos de alimentos que componen la «Dieta de reforzamiento del sistema inmunológico». Para cada uno de ellos –por ejemplo cereales, granos, pan y patatas– se especifican los alimentos adecuados y los que se deben evitar mientras se siga esta dieta.

☐ **Cereales, pan y patatas** (2-5 raciones por comida)
Alimentos adecuados: Todo tipo de cereales integrales, como trigo, mijo, centeno, maíz, trigo sarraceno y arroz. Salvado y germen de trigo. Patatas asadas o cocidas. Galletas de cereales integrales (tipo *cracker*) con poca grasa. Pasta de trigo integral. Palomitas de maíz.
Alimentos inadecuados: Pan y galletas elaborados con harina blanca. Cereales azucarados o refinados. Patatas fritas y cortezas de maíz. Palomitas de maíz con azúcar. Bollería y pasteles. Pasta elaborada con harina refinada.

☐ **Legumbres** (3-5 cuencos por semana; para los vegetarianos estrictos, 2-3 cuencos diarios)
Alimentos adecuados: Todo tipo de legumbres (por ejemplo,

lentejas y alubias rojas y pintas, refritas). Brotes. Los derivados de la soja (como el tofu y la leche de soja).
Alimentos inadecuados: el refrito de judías con manteca de cerdo añadida de los restaurantes de comida rápida. Cerciórese antes de pedir.

☐ **Frutos secos y semillas** (1-2 raciones diarias)
Alimentos adecuados: Todo tipo de frutos secos, semillas y mantequillas de frutos secos.
Alimentos inadecuados: Mantequilla de cacahuete con aceite y azúcar.

☐ **Verduras** (4-8 raciones diarias)
Una ración equivale a media taza de verduras o 200 ml de zumo. Se deben tomar un mínimo de ocho vasos de líquido diarios.
Alimentos adecuados: Todo tipo de verduras frescas, crudas o poco hechas. Zumos de verduras frescas, sobre todo de col, berza, zanahoria, pimiento y ajo.
Alimentos inadecuados: Verduras enlatadas. Zumos de verduras envasados. Verduras fritas.

☐ **Fruta** (2-4 raciones o piezas por semana)
Una ración equivale a media taza de fruta o 200 ml de zumo. Se deben tomar un mínimo de ocho vasos de líquido diarios.
Alimentos adecuados: Todo tipo de frutas frescas y sus zumos, sobre todo manzanas, piña, arándanos y uvas.
Alimentos inadecuados: Frutas en conserva azucaradas. Zumos congelados o envasados.

☐ **Productos lácteos** (la cantidad que desee)
Alimentos adecuados: Productos lácteos bajos en grasas, leche desnatada y yogures desnatados.
Alimentos inadecuados: Leche entera, yogur azucarado y helados.

☐ **Carnes** (nada), **aves** (100-125 g diarios) **o marisco** (200 g diarios)
Alimentos adecuados: Aves sin piel. Todo tipo de pescados y

mariscos, sobre todo pescados azules de aguas frías, como caballa y salmón.
Alimentos inadecuados: Carne de vaca, ternera y cerdo. Embutidos, charcutería y vísceras. Pollo frito. La piel de las aves. Mariscos fritos.

□ **Queso** (25-50 g diarios como máximo)
Alimentos adecuados: Queso semidesnatado o desnatado y requesón semidesnatado.
Alimentos inadecuados: Todos los quesos y requesones elaborados con leche entera.

□ **Grasas** (4-7 cucharadas pequeñas al día)
Alimentos adecuados: Aceites de cártamo, oliva y linaza prensados en frío. Aliños y mayonesas que contengan estos aceites.
Alimentos inadecuados: Margarina, grasas animales y aceites tropicales.

□ **Varios**
Alimentos adecuados: Infusiones y agua. Ajo, jengibre y pimienta. Té negro o verde, sólo una taza diaria.
Alimentos inadecuados: Café, refrescos, bebidas de frutas y dulces.

Dieta de eliminación

Esta dieta está pensada para identificar los alimentos que producen reacciones y alergias. Durante los siete primeros días (período de depuración), coma únicamente los alimentos incluidos en la lista que aparece en esta sección. En este período, los síntomas producidos por alergias a los alimentos deberían desaparecer. En caso contrario, es posible que este trastorno se deba a otro tipo de factores, o bien al consumo de algún alimento no permitido. También puede ocurrir, aunque no es frecuente, que la causa de la alergia sea uno de los alimentos permitidos. Por ejemplo, el cordero, el centeno, los melocotones, los boniatos y el té producen reacciones a un pequeño número de personas. No olvide que esta dieta se debe seguir sólo bajo supervisión médica.

Si durante el período de depuración experimenta una mejoría, es aconsejable que siga con la dieta dos o tres días más. Durante este tiempo evite cualquier otro alimento. Lea las etiquetas de todos los productos y compruebe si contienen aditivos o alimentos no permitidos en esta dieta. Puede consumir la cantidad que desee de los alimentos que se citan a continuación, de modo que no existe riesgo de que pase hambre. Al finalizar la dieta, los síntomas suelen desaparecer; entonces puede volver a tomar otros alimentos, uno cada vez. Anote todos los síntomas que experimente tras la ingesta de un alimento, y evite los que le causen problemas. Y recuerde que en algunos casos las reacciones no son inmediatas.

Menú recomendado

Desayuno
Zumo de albaricoque o ciruela
Ciruelas cocidas
Copos de arroz integral con zumo (en lugar de leche)
Pan de arroz tostado
Margarina dietética
Infusión

Comida
Boniato asado
Remolacha u hojas de remolacha
Chuleta de cordero a la plancha
Pastelillos de arroz
Aceitunas negras
Melocotones
Infusión

Cena
Espinacas
Arroz integral
Ensalada de espinacas, aliñada con los condimentos permitidos
Cordero asado
Albaricoques
Infusión

Sugerencias de dieta

☐ **Condimentos permitidos.** Sal marina y vinagre blanco.

☐ **Bebidas permitidas.** Infusiones de hierbas.

☐ **Cereales permitidos.** Productos de arroz integral, como la crema de arroz integral. Pan elaborado con harina de arroz. En lugar de pan, se pueden tomar pastelillos de arroz o galletas de centeno (tipo *cracker*).

☐ **Frutas permitidas.** Albaricoques, melocotones, arándanos, ciruelas (sólo cocidas), cerezas (cocidas, secas o frescas) y aceitunas negras.

☐ **Zumos de fruta permitidos.** Albaricoque, ciruela y arándanos. Estos zumos deben ser frescos, no envasados.

☐ **Grasas permitidas.** Margarina dietética, aceite de semillas de algodón y aceite de oliva.

☐ **Carne permitida.** Cordero.

☐ **Verduras permitidas.** Boniatos (cocidos o asados), remolacha (fresca o de conserva casera), hojas de remolacha (frescas), espinacas (frescas, congeladas o de conserva casera) y lechuga. Las verduras se deben cocer muy bien. Como aliño se deben utilizar sólo las grasas y los condimentos permitidos.

Dietas de depuración

Su cuerpo es como una casa. Necesita una limpieza de forma regular y, de vez en cuando, una limpieza a fondo para que todo esté en perfectas condiciones. Si quiere disfrutar de una salud inmejorable y disponer de abundante energía, incluya en su forma de vida un plan de desintoxicación. Con el paso del tiempo, el cuerpo acumula toxinas procedentes de los pesticidas y otros agentes químicos, la contaminación, los excesos y los residuos del propio cuerpo. Como consecuencia, el hígado, los riñones y el colon necesitan una protección continua. Por ejemplo, algunas sustancias tóxicas que no se pueden destruir y expulsar se almacenan en el hígado; el de algunas personas contiene grandes cantidades de DDT. Los síntomas de la acumulación de toxinas incluyen dolores de cabeza, fatiga, depresión, eructos, flatulencia, irritabilidad, insomnio, náuseas, dolores y molestias abdominales, pérdida de memoria o de concentración, falta de apetito sexual, manchas en la piel, tez cetrina, mal aliento, lengua saburral, olor corporal, dolores en la parte inferior de la espalda, problemas menstruales y achaques.

Las dietas que se presentan en esta sección le ayudarán a limpiar su organismo de manera eficaz y sin ningún riesgo para su salud. Sígalas de forma estricta, y combínelas con los enemas y el cepillado de la piel en seco siempre que lo considere oportuno. De este modo, conseguirá que su cuerpo esté a punto para obtener unos beneficios óptimos de los zumos.

Enemas

Los enemas resultan muy útiles cuando se sigue una dieta de depuración. Con frecuencia, los intestinos, los riñones y la piel no pueden eliminar los productos tóxicos con la suficiente rapidez, por lo que pueden producirse erupciones cutáneas y otros síntomas. Los enemas ayudan a eliminar estas sustancias y reducen la aparición de los síntomas. Aunque hoy en día no son de uso corriente, se han utilizado durante muchos siglos por sus propiedades terapéuticas. Aparecen ya en un documento médico egipcio que data del año 1500 a. C. y, más tarde, el griego Hipócrates, el padre de la medicina, reconoció sus efectos beneficiosos. A comienzos de este siglo, los enemas se utilizaban de forma habitual para contrarrestar las enfermedades. Gradualmente, la medicina moderna fue olvidándose de este antiguo remedio curativo. No obstante, los enemas están adquiriendo importancia de nuevo como parte esencial de las dietas depurativas.

Cepillado de la piel en seco

Durante el proceso de depuración puede resultar muy beneficioso cepillar el cuerpo a diario, antes del baño, con un cepillo de cerdas naturales o un guante de crin. A través de la piel se eliminan muchas sustancias, y esta técnica puede facilitar en gran medida la desintoxicación. Cepille la piel con movimientos circulares, dirigidos siempre hacia el corazón. Se debe evitar la cara. Además, si tiene manchas de eccema, erupciones cutáneas o cualquier otro trastorno de la piel, evite las zonas afectadas.

Ayuno con zumos

Los ayunos a base de zumos son una manera fácil y segura de desintoxicar el cuerpo. Ayunar no es perjudicial; si lo fuera el género humano se habría extinguido hace mucho tiempo.

Existen referencias a los ayunos ya en la historia antigua, y han formado parte de casi todas las religiones. Por ejemplo, en la Iglesia ortodoxa se han practicado durante siglos, y en la actualidad continúan en vigor.

Se recomienda no realizar ayunos a base de agua, ya que resultan demasiado fuertes para el cuerpo, liberan demasiadas toxinas acumuladas y no proporcionan los nutrientes necesarios para su eliminación. Estos nutrientes, sobre todo los antioxidantes (beta-caroteno, vitaminas C y E y selenio), que abundan en los zumos, se fijan a las toxinas y las expulsan del cuerpo.

Antes de realizar este tipo de ayuno se deben tener en cuenta una serie de observaciones. Los menores de diecisiete años no deben someterse a un ayuno a base de zumos estricto; sin embargo, los zumos de frutas y verduras son muy adecuados para niños y adolescentes como complemento de una dieta sana. Los diabéticos deben consultar a su médico antes de iniciar un ayuno a base de zumos; si se padece este trastorno, puede resultar conveniente seguir la «Dieta de depuración en seis semanas» (p. 366), básicamente vegetariana. Durante el ayuno, las personas con hipoglucemia pueden tomar proteínas en polvo como complemento. En caso de enfermedad, el cuerpo envía señales de que necesita descansar –tanto de trabajos agotadores como de alimentos difíciles de digerir–, además de un abundante aporte de nutrientes para reforzar el sistema inmunológico. A la vez que proporciona estos nutrientes, el ayuno a base de zumos tiene efectos curativos. No espere a estar enfermo para probarlo. Le recomendamos que lo realice entre uno y cinco días varias veces al año; algunas personas ayunan todos los meses durante dos o tres días. Si tiene intención de ayunar durante más de cinco días, le aconsejamos que lo haga bajo supervisión médica.

Los zumos de col, brotes, limón, zanahoria, apio, manzana y remolacha resultan especialmente depurativos cuando se sigue un ayuno con zumos. No debe beber más de 100 mililitros de zumo de remolacha el primer día, pero puede aumentar la cantidad de forma gradual hasta 200 mililitros. También puede tomar infusiones, por ejemplo de raíz de diente de león y de ortigas. Estas hierbas ayudan a limpiar el hígado y los riñones. (Utilice media cucharada pequeña de hierbas para medio litro de agua, cuele y añada limón para darle mejor sabor. Tómelo templado.) Los caldos de verduras son también adecuados. (Cueza a fuego lento verduras frescas con cebolla y ajo, cuele y añada una pizca de aderezo. Puede tomar la cantidad que desee de este caldo nutritivo.) Además, si necesita masticar algo, no dude en modificar el ayuno y añádale verduras frescas crudas.

Los agentes que dan volumen, como las cáscaras de semillas de zaragatona, se suelen utilizar como laxantes mucilaginosos. Se recomienda añadir una o dos cucharadas pequeñas a los zumos una o dos veces diarias. Puede resultar muy eficaz para la evacuación durante el ayuno depurativo.

Salir del ayuno de un modo adecuado tiene tanta importancia como el propio ayuno, ya que si se hace de forma incorrecta puede resultar más perjudicial que beneficioso. Es más, un día antes de comenzar el ayuno, la dieta debe consistir en frutas y verduras crudas, caldos de verduras, sopas de verduras caseras o verduras cocidas. Hasta dos días después de terminado el ayuno no se deben consumir productos animales, entonces, se puede comer pescado o cereales integrales.

A continuación se sugiere un menú para el ayuno a base de zumos, que se puede seguir entre uno y cinco días consecutivos. Si lo considera oportuno, puede modificarlo para que se ajuste a sus necesidades. Después, encontrará una extensa lista de recetas de zumos. Y por último, en la página 362 se recomienda un menú para abandonar el ayuno.

Menú recomendado

Desayuno
«Batido energético», «Ginger Mix» o «Tónico de pomelo»

A media mañana
«Regenerador para la sangre», «Cóctel depurativo de Cherie» o «Sorpresa verde»

Comida
«Brioso tónico primaveral», «Cóctel depurativo para todo tiempo» o «Caldo de potasio», y «Sopa de hortalizas»

Merienda
«Tónico especiado de Maureen» o «Combinado digestivo»

Antes de cenar
«Batido de melón y fresas», «Zumo de sandía» o «Ensalada Waldorf»

Cena
«Tónico depurativo», «Ensalada de hortalizas especial», «Combinado alcalino» y «Sopa de hortalizas»

Antes de acostarse
Manzanilla o tila

Recetas para el «ayuno con zumos»

Las siguientes recetas ofrecen diferentes posibilidades para cada una de las «comidas a base de zumos» del día. Además, puede confeccionar sus propias recetas. Si quiere, puede diluir los zumos. De hecho, muchos profesionales de la salud recomiendan diluir todos los zumos de frutas con una cantidad equivalente de agua. Por otra parte, le sugerimos que tome un zumo de remolacha y otro de col todos los días; tienen excelentes propiedades depurativas. Antes de probar éstas u otras recetas de zumos, lea el apartado «Consejos para hacer zumos» (p. 34).

Desayuno

Batido energético

Un manojo de perejil
4 o 5 zanahorias, sin hojas
1 hojita de perejil para adornar

Comprima el perejil y páselo por la licuadora con las zanahorias. Adorne con la hojita de perejil.

Ginger Mix

1 rodaja de raíz de jengibre, de aprox. 1/2 cm
4 o 5 zanahorias, sin hojas
1/2 manzana, sin pepitas

Pase por la licuadora el jengibre junto con la manzana y las zanahorias.

Tónico de pomelo

1 pomelo (sin quitar la parte blanca)
1 manzana roja, sin pepitas

Pase el pomelo con la manzana por la licuadora.

Néctar de melocotón

2 melocotones en su punto, sin hueso
1/2 lima
1 plátano maduro
1 cucharada de levadura de cerveza

Licúe los melocotones y la lima. Vierta el zumo junto con el plátano y la levadura en una batidora y mézclelo hasta que tenga consistencia.

Energético matutino

Un manojo de perejil
5 zanahorias, sin hojas
1/2 manzana, sin pepitas

Comprima el perejil y páselo por la licuadora con las zanahorias y la manzana.

A media mañana

Sorpresa verde

1 hoja grande de berza
2 o 3 manzanas verdes, sin pepitas
Corteza de lima para adornar

Comprima la hoja de berza y pásela por la licuadora junto con las manzanas. Adórnelo con la corteza de lima. La sorpresa consiste en que no notará el sabor de la berza.

Cóctel depurativo de Cherie

1 rodaja de raíz de jengibre, de 1/2 cm aprox.
1 remolacha
1/2 manzana, sin pepitas
4 zanahorias, sin hojas

Pase el jengibre, la remolacha y la manzana, junto con las zanahorias, por la licuadora.

Regenerador para la sangre

Un manojo de espinacas
4 hojas de lechuga
4 ramitas de perejil
6 zanahorias, sin hojas
1/4 de nabo

Comprima las espinacas, la lechuga y el perejil y páselos por la licuadora con las zanahorias y el nabo.

Tónico pulmonar

Un manojito de perejil
4 ramitos de berros
1/4 de patata, pelada
6 zanahorias, sin hojas

Comprima el perejil y el berro y páselos por la licuadora con la patata y las zanahorias.

Comida

Brioso tónico primaveral

Un manojito de hojas de diente de león (sin pesticida)
3 rodajas de piña, con corteza
3 rábanos

Comprima las hojas de diente de león y páselas por la licuadora con la piña y los rábanos.

Caldo de potasio

Un manojo de perejil
Un manojo de espinacas
4 o 5 zanahorias, sin hojas
2 tallos de apio

Comprima el perejil y las hojas de espinacas y páselos por la licuadora con las zanahorias y el apio.

Cóctel depurativo para todo tiempo

2 ramitas de perejil
4 o 5 zanahorias, sin hojas
2 tallos de apio
1 manzana, sin pepitas
1/2 remolacha

Comprima el perejil y páselo por la licuadora con las zanahorias, el apio, la manzana y la remolacha.

Sopa de hortalizas

2 o 3 dientes de ajo
1 hoja de berza
1 tomate grande
2 tallos de apio
1 hoja de col rizada, picada
1 cucharada de costrones

Envuelva el ajo con la hoja de berza y páselos por la licuadora junto con el tomate y el apio. Vierta el zumo en un cazo, añada la col picada y caliéntelo a fuego lento. Adórnelo con los costrones.

Merienda

Tónico especiado de Maureen

1/4 de piña, con corteza
1/2 manzana, sin pepitas
1 rodaja de raíz de jengibre, de 1/2 cm aprox.

Pase la piña por la licuadora con la manzana y el jengibre.

Combinado digestivo

Un manojo de espinacas
4 o 5 zanahorias, sin hojas

Comprima las espinacas y páselas por la licuadora junto con las zanahorias.

Energético matutino

Un manojo de perejil
5 zanahorias, sin hojas
1/2 manzana, sin pepitas

Comprima el perejil y páselo por la licuadora con las zanahorias y la manzana.

Extracto reforzante para el hígado

1 remolacha pequeña
2 o 3 manzanas, sin pepitas

Pase la remolacha y las manzanas por la licuadora.

Antes de cenar

Batido de melón y fresas

2 rodajas de melón, con corteza
5 o 6 fresas

Pase el melón y las fresas por la licuadora.

Zumo de sandía

1 rodaja de sandía de 5 cm aprox., con corteza
Una rodaja de naranja para adornar

Licúe la sandía. Vierta el zumo en un vaso y adórnelo con la rodaja de naranja.

Ensalada Waldorf

1 manzana verde, sin pepitas
1 tallo de apio

Introduzca el apio y la manzana en la licuadora.

Fizz de manzana y menta

4 o 5 hojas de menta fresca
2 manzanas verdes, sin pepitas
1 gajo pequeño de limón
Agua mineral con gas
Hojitas de menta

Licúe la menta, las manzanas y el limón y vierta el zumo en una jarra pequeña llena de hielo. Páselo a un vaso alto y termine de llenarlo con el agua mineral. Adorne con las hojitas de menta.

Supercóctel de bayas

Un racimo grande de uvas
1 kg de arándanos o de moras
Agua mineral con gas
Corteza de limón para adornar

Vierta el zumo de las uvas y las bayas en una jarra con hielo picado. Páselo a un vaso alto y termine de llenarlo con agua mineral. Adorne con la corteza de limón.

Cena

Tónico depurativo

Un trozo de col
2 manzanas verdes, sin pepitas
6 zanahorias, sin hojas

Pase por la licuadora la col, las manzanas y las zanahorias.

Combinado alcalino

1/4 de col o lombarda
3 tallos de apio

Pase la col y el apio por la licuadora.

Ensalada de hortalizas especial

3 ramitos de bróculi
1 diente de ajo
4 o 5 zanahorias,
o 2 tomates
2 tallos de apio
1/2 pimiento verde

Pase el bróculi y el ajo por la licuadora con las zanahorias o los tomates. Añada a continuación el apio y el pimiento verde.

Refresco vegetal de Maureen

Un manojo de perejil
2 o 3 dientes de ajo
3 tallos de apio
3 zanahorias, sin hojas

Comprima el perejil y páselo por la licuadora con el ajo, el apio y las zanahorias.

Sopa de hortalizas

2 o 3 dientes de ajo
1 hoja de berza
1 tomate grande
2 tallos de apio
1 hoja de col rizada, picada
1 cucharada de costrones

Envuelva el ajo con la hoja de berza y páselos por la licuadora junto con el tomate y el apio. Vierta el zumo en un cazo, añada la col picada y caliéntelo a fuego lento. Adórnelo con los costrones.

A cualquier hora

Polos al jengibre

1 kg de arándanos
1 rodaja de raíz de jengibre de unos 3 cm
Un racimo mediano de uvas blancas
Vasos de papel pequeños
Palitos para polos

Pase los arándanos y el jengibre, junto con las uvas, por la licuadora. Vierta el zumo en los vasos, añada los palitos y métalos en el congelador.

Cóctel de bayas

Un racimo grande de uva blanca
Un racimo grande de uva negra
1 kg de arándanos o de moras

Licúe las uvas blancas. Vierta el zumo en una bandeja para cubitos y métala en el congelador. Pase por la licuadora las uvas negras y las bayas y vierta el zumo en un vaso alto. Añada los cubitos y adórnelo con un racimo pequeño de uvas.

Té de frutas

1 naranja pelada (sin quitar la parte blanca)
1 manzana roja, sin pepitas
1 gajo de lima
1 litro de agua

Licúe las frutas, vierta el zumo en un cazo y añada el agua. Caliéntelo a fuego lento.

Refresco de calcio

3 hojas de berza
Un manojo pequeño de perejil
4 o 5 zanahorias, sin hojas

Comprima la berza y el perejil y páselos por la licuadora con las zanahorias.

Ginger Fizz

1 rodaja de raíz de jengibre de 1/2 cm aprox.
1 manzana, sin pepitas
Agua mineral con gas

Pase por la licuadora el jengibre con la manzana. Vierta el zumo en un vaso con hielo picado y termine de llenarlo con el agua mineral.

Limón con burbujas

1 limón pequeño
Agua mineral con gas

Licúe el limón. Vierta el zumo en un vaso con hielo picado y termine de llenarlo con el agua mineral.

Menú recomendado para salir del «ayuno con zumos»

Primer día

Desayuno
Zumo: ____________________
Ensalada de frutas o verduras aliñada con zumo de limón
Infusión

A media mañana
Zumo: ____________________

Comida
Zumo: ____________________
«Sopa de hortalizas»
Ensalada de verduras aliñada
con zumo de limón

Merienda
Zumo: ____________________
o infusión

Cena
Zumo: ____________________
Sopa de verduras o verduras
al vapor
Ensalada de verduras

Antes de acostarse
Zumo: ____________________
o infusión

Segundo día

Desayuno
Zumo: ____________________
Ensalada de frutas
o verduras aliñada
con zumo de limón
Infusión

A media mañana
Zumo: ____________________

Comida
Zumo: ____________________
Ensalada de verduras
Arroz integral
Sopa de verduras

Merienda
Zumo: ____________________
o infusión

Cena
Zumo: ____________________
Ensalada de verduras aliñada
con zumo de limón y aceite
de oliva
1 patata asada
Pescado hervido
o a la plancha

Antes de acostarse
Zumo: ____________________
o infusión

Dieta de depuración de los indios seneca

Al parecer, esta dieta tiene un efecto depurativo distinto para cada uno de los cuatro días de que se compone. El primer día se limpia el colon. El segundo se expulsan las toxinas, junto con los sedimentos de sales y calcio acumulados. El tercero se suministra al tracto digestivo fibra rica en minerales. Y, por último, en el cuarto, la sangre, el sistema linfático y otros órganos se nutren de minerales.

Sugerencias de dieta

☐ **Primer día: Tome únicamente fruta y zumos de fruta.** Puede elegir entre manzanas, peras, bayas, melón, melocotones y cerezas.
☐ **Segundo día: Tome cuantas infusiones desee.** Pueden ser de frambuesa, manzanilla, menta u otras hierbas.
☐ **Tercer día: Coma todas las verduras que quiera.** Puede tomarlas crudas, cocidas o en sopa.
☐ **Cuarto día: Prepare en un recipiente grande un caldo de verduras.** Cueza a fuego lento coliflor, col, perejil, pimiento verde, cebolla y ajo, o cualquier otra verdura que desee. Condimente con sal marina y cubitos de caldo de verduras. Durante el último día debe tomar solamente este caldo.

Dieta de depuración hepática en siete días

Siga la «Dieta básica» (p. 335), e incluya en su programa de dieta los alimentos que se mencionan a continuación.

Sugerencias de dieta

☐ **Coma todos los días «Ensalada de zanahorias».** Prepare un cuenco de zanahorias ralladas o de pulpa de zanahorias. Rállelas con una picadora o un rallador hasta que tengan una consistencia muy fina, o utilice la pulpa que queda tras hacer un zumo. Si la pulpa está demasiado seca, añádale un poco de zumo de zanahoria. Vierta en el cuenco una cucharada de aceite de oliva, mezclada con otra de zumo de limón recién exprimido, y revuelva. (Puede aumentar la cantidad de limón o de aceite de oliva, pero nunca reducirla.) Si quiere, añada trozos de piña o pasas para darle sabor. Coma esta ensalada a diario durante siete días. Si deja de hacerlo un solo día, deberá comenzar de nuevo. Esta ensalada es muy adecuada para la depuración del hígado.

☐ **Tome una o dos tazas diarias de «Caldo de verduras».**

2 o 3 cuencos de judías verdes cortadas a trocitos
2 o 3 cuencos de calabacín cortado a trocitos
2 o 3 tallos de apio picado
1 cucharada de mantequilla sin sal
2 o 3 cucharadas de perejil picado
Jengibre, cayena, hierbas, ajo o caldo de verduras para aderezar.

Cueza en muy poca agua las judías verdes, el calabacín y el apio hasta que estén blandos, pero sin que pierdan el color. Pase las verduras por la batidora hasta obtener una consistencia cremosa. El caldo debe ser espeso. A continuación añada la mantequilla y el perejil picado y aderece a su gusto.

☐ **Beba dos vasos diarios de «Zumo verde».** Haga un zumo de cualquier verdura de color verde. Entre los recomendados se incluyen hojas de remolacha, espinacas, perejil, calabacín, berza, pepinos, lechuga, hojas de diente de león y col rizada. Añada a este zumo una cantidad equivalente de otro más suave, por ejemplo de zanahoria, manzana, tomate o piña. (No es conveniente tomarlo solo, ya que estas verduras son demasiado fuertes y pueden irritar la garganta.) Esta bebida se ha venido utilizando tradicionalmente por sus propiedades digestivas. Contiene abundante clorofila, que, según se cree, ayuda a desintoxicar el cuerpo y purificar la sangre.

☐ **Beba 100 ml diarios de zumo de remolacha.** Si toma más cantidad al comienzo de la dieta, es posible que el proceso de depuración se produzca con demasiada rapidez. A partir del tercer día puede aumentar la cantidad de zumo, 30 ml cada vez.

☐ **Tome cardo lechal todos los días.** Contiene algunas de las sustancias más eficaces que se conocen para proteger y limpiar el hígado. El nutriente activo del cardo lechal, la silimarina, mejora la función hepática e inhibe los factores que pueden causar daños al hígado. Gracias a sus propiedades antioxidantes, la silimarina previene la acción de los radicales libres. Un remedio popular recomienda tomar un comprimido en cada comida durante siete días.

☐ **No consuma alcohol.**

☐ **Evite la comida basura y los dulces.**

Dieta de depuración en seis semanas

El objetivo de esta dieta es desintoxicar el cuerpo poco a poco a lo largo de ese período. Puede combinarse con un ayuno a base de zumos de entre uno y cinco días. Mientras se siga esta dieta, es necesario evitar los productos animales y los alimentos elaborados y refinados. Para conseguir unos resultados óptimos deberá seguir de forma estricta las sugerencias de dieta que se ofrecen a continuación. Además, debe tener en cuenta que, si se queda con hambre, se debe a que esta dieta de depuración es baja en calorías.

Menú recomendado

Desayuno
Zumo: ____________________
Fruta fresca
Cereales con leche de soja
o zumo
Tostada de trigo o centeno
integrales
Infusión

A media mañana
Zumo: ____________________
o fruta fresca

Comida
Ensalada
Sopa
Patata asada
Verduras al vapor
Infusión

Merienda
Zumo de verduras:
Palitos de verduras

Cena
Pasta de judías al horno
Ensalada
Sopa
Arroz integral o mijo
Verduras cocidas
Fruta
Infusión

Después de la cena
Zumo: ____________________
Infusión

Sugerencias de dieta

☐ Bebidas

Alimentos adecuados: Infusiones, por ejemplo de menta, regaliz, diente de león, ortigas, trébol rojo, frambuesa y manzanilla. También se pueden tomar sucedáneos de café.
Alimentos inadecuados: Alcohol, cacao, café (normal o descafeinado), leche y refrescos.

☐ Pan, granos y cereales

Alimentos adecuados: Trigo integral, cebada, centeno, trigo sa-

rraceno, mijo, salvado, maíz, soja, arroz salvaje e integral. Harina de avena, harina de maíz, sémola. Busque siempre granos integrales sin conservantes.
Alimentos inadecuados: Cereales inflados, en copos o elaborados de forma similar. Arroz blanco, pan blanco y productos que contengan harina blanca. No olvide que a la harina blanca se le suele llamar harina de trigo. Si se han utilizado granos integrales, en la etiqueta deberá constar «harina de trigo integral».

☐ **Productos lácteos**
Alimentos inadecuados: Todos los productos lácteos. Puede sustituir la leche de vaca por leche de soja, de almendras o de sésamo. En lugar de quesos elaborados con leche animal puede comer queso de soja.

☐ **Huevos**
Alimentos inadecuados: Huevos y todos los alimentos que los contengan.

☐ **Grasas**
Alimentos adecuados: Aceites prensados en frío o de primera presión, por ejemplo de oliva, cártamo, girasol, sésamo, nuez, maíz o soja.
Alimentos inadecuados: Mantequilla, margarina, grasas animales y aceites saturados, como el de coco y el de semillas de algodón. Evite los aceites rancios. No olvide mantenerlos en frío una vez abiertos.

☐ **Carnes, aves y pescados**
Alimentos inadecuados: Todas las carnes, aves y pescados.

☐ **Legumbres**
Alimentos adecuados: Judías, lentejas y guisantes secos.

☐ **Verduras**
Alimentos adecuados: Todo tipo de verduras, crudas, cocidas al vapor o en sopa. Siempre que pueda consuma productos de cultivo biológico. Pele o lave muy bien las verduras tratadas

con pesticidas. Las patatas se deben asar o cocer con piel; para sazonarlas utilice especias o aliños para ensaladas. Coma muchas ensaladas.
Alimentos inadecuados: Verduras tratadas con pesticidas o sulfitos. Verduras enlatadas y congeladas.

☐ **Fruta**
Alimentos adecuados: Frutas frescas de cultivo biológico siempre que sea posible. Pele y lave muy bien las frutas tratadas con pesticidas. Consuma pocos cítricos. Coma sólo frutas secas sin sulfurar.
Alimentos inadecuados: Frutas enlatadas congeladas y tratadas con pesticidas. Frutas secas sulfuradas.

☐ **Zumos**
Alimentos adecuados: Zumos recién hechos. El de remolacha y el de col son especialmente depurativos. Tome a diario entre cuatro y seis vasos de zumo fresco. Consuma más zumos de verduras que de frutas.
Alimentos inadecuados: Zumos envasados y congelados.

☐ **Frutos secos**
Alimentos adecuados: Frutos secos sin tostar ni salar. Los más adecuados son nueces, almendras y pacanas. Puede tomar mantequilla de frutos secos (excepto la de cacahuete) con tostadas, galletas tipo *cracker* y pan.
Alimentos inadecuados: Cacahuetes y mantequilla de cacahuete, anacardos, nueces de Brasil y piñones. Todo tipo de frutos secos tostados, fritos o salados.

☐ **Semillas**
Alimentos adecuados: Semillas de girasol, sésamo, chía y calabaza sin tostar ni salar.
Alimentos inadecuados: Semillas tostadas o saladas.

☐ **Brotes**
Alimentos adecuados: Todo tipo de brotes, por ejemplo de alfalfa, soja, lentejas. Utilícelos para hacer ensaladas sándwiches y zumos.

□ **Postres**

Alimentos adecuados: Fruta fresca o cocida y gelatina de frutas frescas elaborada con agar. Para endulzar utilice únicamente miel, jarabe de arce puro, zumos de fruta concentrados o jarabe de arroz integral.

Alimentos inadecuados: Frutas envasadas o congeladas, postres de gelatina comercializados, bollería, repostería, helados, flanes, etcétera.

Dietas de adelgazamiento

Dieta de adelgazamiento rápido

Esta dieta resulta adecuada para las personas que no necesitan perder demasiado peso, aproximadamente entre dos y quince kilos.

No es aconsejable para quienes tengan un problema de obesidad grave, a no ser que la realicen bajo supervisión médica.

El concepto es muy sencillo: beba zumos a lo largo del día y por la noche tome una cena adecuada. O coma al mediodía y tome zumo para cenar. Muchas personas comentan que con esta dieta no se pasa hambre, porque los zumos llenan y satisfacen el apetito. El marido de Cherie adelgazó ocho kilos de este modo, y no ha vuelto a recuperar el peso que perdió. Asegura que no pasó hambre durante ese tiempo y que se sentía con más energía que de costumbre.

Además, quienes se han sometido a esta dieta suelen decir que su aspecto físico mejora hasta el punto de parecer entre cinco y diez años más jóvenes. La razón estriba en que estos zumos contienen una gran cantidad de nutrientes, como la vitamina C y el beta-caroteno, que actúan contra el envejecimiento. Los beneficios de este tipo de dieta hacen que miles de personas acudan a los balnearios de todo el mundo para perder peso y «rejuvenecer».

Si no quiere perder muchos kilos, lo habitual es que no exista ningún problema mientras sigue esta dieta. Sin embargo, si nota algún síntoma preocupante, abandónela y consulte a su médico. Por otro lado, si sufre algún tipo de trastorno, pida consejo a su médico antes de comenzar una dieta de adelgazamiento.

Menú recomendado

Este menú puede servirle de guía para comenzar su programa de adelgazamiento. Para consultar las recetas que se incluyen en esta sección, y muchas otras, véase «Recetas para el ayuno con zumos» (p. 350).

Desayuno
«Batido energético» o
«Tónico de pomelo»

A media mañana
«Ginger Mix» o «Ensalada Waldorf»

Comida
«Caldo de potasio» o
«Ensalada de hortalizas especial»

Merienda
«Cóctel depurativo de Cherie» o «Brioso tónico primaveral»

Antes de cenar
1 manzana
«Batido de melón y fresas» o «Ensalada Waldorf»

Cena
Ensalada aliñada con aceite y vinagre
Verduras cocidas
Arroz integral
Pescado cocido o a la plancha
Fruta
Infusión

Antes de acostarse
«Tónico nocturno» (p. 106), «Ensalada Waldorf» o manzanilla

Dieta de adelgazamiento a largo plazo

Esta dieta consiste en realidad en adoptar unos hábitos alimentarios adecuados. Si necesita perder más de quince kilos, lea la sección **Sobrepeso/Obesidad** en la segunda parte. Es muy importante que comience poco a poco: adelgazar de forma constante supondrá muchos cambios en su forma de vida; las modificaciones de dieta son tan sólo una parte. Siga la «Dieta básica» (p. 335), y al principio coma las cantidades que desee de los alimentos permitidos. De este modo, y junto con el programa de ejercicios, adelgazará de manera gradual y continua. Durante este período de iniciación no se moleste en subirse a la báscula; deje que su cuerpo y su mente se vayan acostumbrando. Cuando crea que está preparado, comience a reducir las raciones y, durante tres días, controle las cantidades de lo que coma y beba para determinar con exactitud cuánto consume. Quizá se sorprenda. Es habitual considerar las raciones más pequeñas de lo que son en realidad, pero conseguirá superar este problema. Y anote cómo se siente cuando come; muchas personas descubren que comen más cuando se encuentran bajo estrés psicológico.

Menú recomendado

Desayuno
Zumo: ____________________
Tortitas de cereales integrales
Yogur desnatado
Té verde
Manzana

A media mañana
1 manzana

Comida
Zumo: ____________
Sopa de verduras
Ensalada de hortalizas con un aliño bajo en grasas
Bollo de pan integral

Cena
Zumo: ____________
Pollo asado, sin piel
Arroz integral
Verdura de color amarillo
Verdura de color verde

Después de cenar
3 cuencos de palomitas

Índice

Primera parte: Principios básicos

Segunda parte: Trastornos

Tercera parte: Planes de dietas

Título de la edición original: *Juicing for Life*
Traducción del inglés: Elena Barrutia,
cedida por Ediciones Martínez Roca, S.A.
Diseño: Emil Tröger
Fotos de cubierta: Mario Vilar / A.G.E. FotoStock

Círculo de Lectores, S.A.
Valencia, 344, 08009 Barcelona
5 7 9 6 9 0 2 8 6

Depósito legal: B. 604-1996
Fotocomposición: punt roc & associats, s.a., Barcelona
Impresión y encuadernación: Printer industria gráfica, s.a.
N. II, Cuatro caminos s/n, 08620 Sant Vicenç dels Horts
Barcelona, 1996. Impreso en España
ISBN 84-226-5876-3
N.° 30411